Papel certificado por el Forest Stewardship Council®

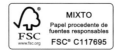

MIXTO
Papel procedente de
fuentes responsables
FSC® C117695
FSC www.fsc.org

Tercera edición, actualizada: noviembre de 2018

© 2014, Motorpress Rodale, S.L.
© 2018, Motorpress Hearst, S.L.
© 2018, Penguin Random House Grupo Editorial, S. A. U.
Travessera de Gràcia, 47-49. 08021 Barcelona

Printed in Spain – Impreso en España

ISBN: 978-84-17338-59-6
Depósito legal: B-18.646-2018

Redacción y edición de textos: Julio César Ortega
Diseño y maquetación original: Estudi Conrad Torras
Tercera edición, revisada: Equipo de Arte Men´s Health

Impreso en Soler Talleres Gráficos
Esplugues de Llobregat (Barcelona)

DO 3 8 5 9 6

Penguin
Random House
Grupo Editorial

EL LIBRO DEL RETO
Men'sHealth

Índice

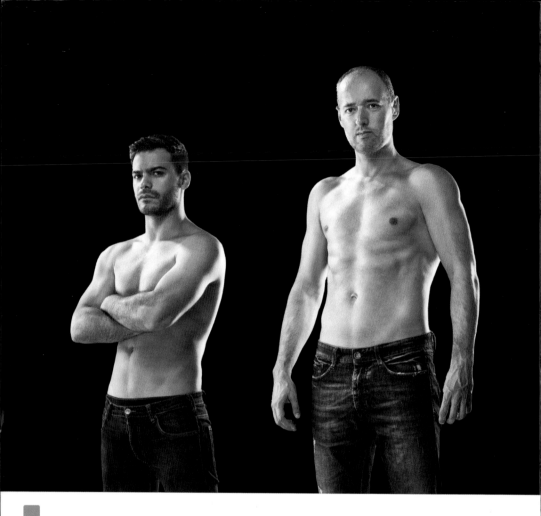

¡Tú también puedes!

"¿Eres el director de *Men's Health*? ¿En serio? ¡Hazme el Reto Men's Health! ¡Vaaaa! ¡Que yo también quiero ponerme tan cachas como Roberto Leal!". Sin duda esta es (con alguna que otra variante) la frase que más he escuchado desde que hace unos años me convertí en el director de la revista masculina más vendida en España. Y, honestamente, no me extraña… Porque, a ver: ¿A quién no le gustaría trabajar su cuerpo asesorado por un batallón de entrenadores, nutricionistas y médicos deportivos durante cuatro meses, hasta acabar convertido en todo un modelo de portada? ¿Quién puede resistirse a una propuesta tan jugosa como la del Reto Men's Health? Yo no, desde luego, así que una de mis primeras decisiones como director fue hacer que parte del equipo de la revista, y yo mismo, probáramos en nuestras propias carnes qué era eso del Reto. El resultado, al menos el más evidente, lo tienes en la imagen que acompaña estas líneas. Pero lo más importante es, como casi siempre, lo que no se ve. Que un año después de acabar nuestra particular metamorfosis, por ejemplo, sigamos hirviendo brócoli, escapándonos al gimnasio cada vez que podemos o huyendo de las grasas saturadas como de la peste… Y es que el Reto Men's Health no va

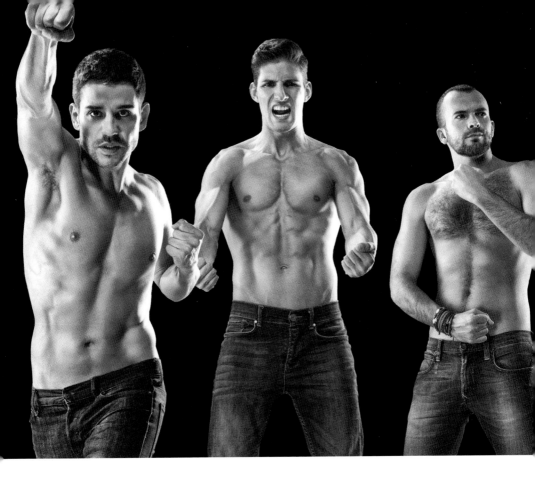

de conseguir unos abdominales de hierro... o al menos no solo de eso. El Reto va de cambiar radicalmente de vida. De adoptar hábitos saludables. De disfrutar de la mejor versión de uno mismo. De olvidarse de los "yo soy así..." y de los "mañana empiezo", para transformarlos en un "si todos estos han podido... ¡yo también puedo!".

Este libro es mi respuesta a todos los que alguna vez me han pedido, o han querido, ser protagonistas del Reto Men's Health. Si eres uno de ellos, aquí tienes todo lo necesario para disfrutar de una de las experiencias más enriquecedoras que he vivido en los últimos años. Atrévete a dar el paso. Si Roberto, Jordi, Paco, Uri o yo mismo hemos podido, tú también puedes. ¿Me cuentas cómo te ha ido dentro de cuatro meses?

Jordi Martínez
Director de *Men's Health*
@jordimartinezMH jmartinez@mpib.es

¡Bienvenido al Reto Men's Health!

Los has visto en nuestra mítica portada. Algunos incluso han hecho historia. ¿Lo recuerdas? Son protagonistas destacados del Reto Men's Health, un guante que la mayor revista para el hombre lanza cada año a un personaje célebre para demostrar al mundo que es posible ponerse en forma en cuatro meses a pesar de tener las agendas más apretadas del país. Recoger ese guante no solo supone un compromiso consigo mismos, sino también contigo y con el resto de lectores; una comunidad cada vez más numerosa y mejor informada que, gracias a los blogs y las redes sociales, permanece atenta a cada paso de su transformación física. Aceptar el Reto MH es prometer en voz alta que lo conseguirás a pesar de no tener la certeza de ello. Un plus de presión que a nuestros retados suele sentarles de maravilla, a la vista de los resultados.

Son referentes. Hombres de éxito en sus respectivas especialidades que, prácticamente de un día para otro, salen de los fogones, los micrófonos o las cámaras de televisión, que tanto dominan, para adentrarse en el terreno desconocido de las mancuernas, las barras olímpicas o las dominadas. ¿Su objetivo? Dejar claro que la portada de *Men's Health* no es solo cosa de modelos profesionales plenamente dedicados a su cuerpo. Y lo consiguieron. Cómo lo hicieron, te lo contamos con todo lujo de detalles en este primer libro del Reto MH, de la mano de cada uno de ellos y de los expertos que les condujeron a lucir como nunca bajo nuestra flamante cabecera roja.

El Reto MH es fácil de resumir en una sola frase: durante cuatro meses, ponemos a disposición de alguien los medios necesarios para ponerse en forma, un entrenador, un nutricionista, un médico deportivo y unas instalaciones donde entrenar. El resto depende de su esfuerzo y su constancia, que quedan reflejados en la revista con el seguimiento que hacemos de cada uno de sus movimientos. Y el jurado que dicta el veredicto de la portada eres tú mismo, junto al resto de lectores. Visto así, parece fácil, ¿verdad? Pues no lo es. Porque los madrugones, el frío invernal, el sudor, la tenacidad o la disciplina ante las tentaciones (que las hay, y son muchas) también forman parte de ese proceso.

Roberto Leal, Jordi Cruz, Uri Sabat o Paco Roncero han pasado por las páginas de *Men's Health* decididos a sacar tiempo de donde no hay, a noquear a las clásicas excusas para no entrenar y, en resumen, dispuestos a vencer ante millones de miradas todos los obstáculos para sacar brillo a la mejor versión de sí mismos en apenas unos meses.

Perder peso, dejar de ser el tipo delgaducho para convertirse en el fuerte, marcar six-pack y ganar volumen son algunos de los objetivos de estos hombres que ni eran superhéroes ni tenían músculos de acero (al menos cuando les conocimos), sino una voluntad de mejora a prueba de bomba. En realidad, nada que tú no tengas ya. En cada uno de ellos, como en cada lector, hay una historia diferente marcada por su forma física, genética, historial de entrenamiento, lesiones, tipo de cuerpo, capacidad de adaptación, disciplina... pero todas esas historias convergen en un éxito tan apabullante que casi siempre marcó un hito en sus vidas. Sabemos que tú también quieres hacerlo. Y lo sabemos por dos razones: la primera, porque allá por nuestro número 100 realizamos una gran encuesta en la que el 92% de nuestros lectores afirmaron que estarían encantados de someterse al Reto MH. Y la segunda, y todavía más poderosa: porque tienes este libro entre tus manos. Ya sabes que nos gusta escucharte y también facilitarte la labor. Así que, aunque no podemos entrenar a cada lector, sí podemos ofrecerte lo mejor de cada una de las experiencias que hemos vivido a lo largo de varios años en el Reto MH. Y de eso precisamente tratan las próximas páginas: de que vivas el tuyo propio.

Nuestros famosos retados coinciden: ¿lo más satisfactorio de todo? Mirar hacia atrás y ver que la increíble mejora fue exclusivamente el producto de su trabajo y dedicación. A fin de cuentas, el espíritu *Men's Health* no reside en unas cuantas páginas de papel, sino en esa actitud de los hombres como ellos... y como tú.

¿Te apuntas al cambio?

EL MÉTODO MH

Decálogo de una estrategia que sí funciona

Hemos resumido las reglas de oro que debes seguir si quieres que tu particular Reto MH tenga éxito. Son normas muy concretas y fáciles de aplicar que marcarán la diferencia una vez las hayas incorporado a tu rutina diaria. Hemos comprobado su eficacia a lo largo de los años, sea cual sea el tipo de hombre que las siga, así que, ¡grábatelas a fuego!

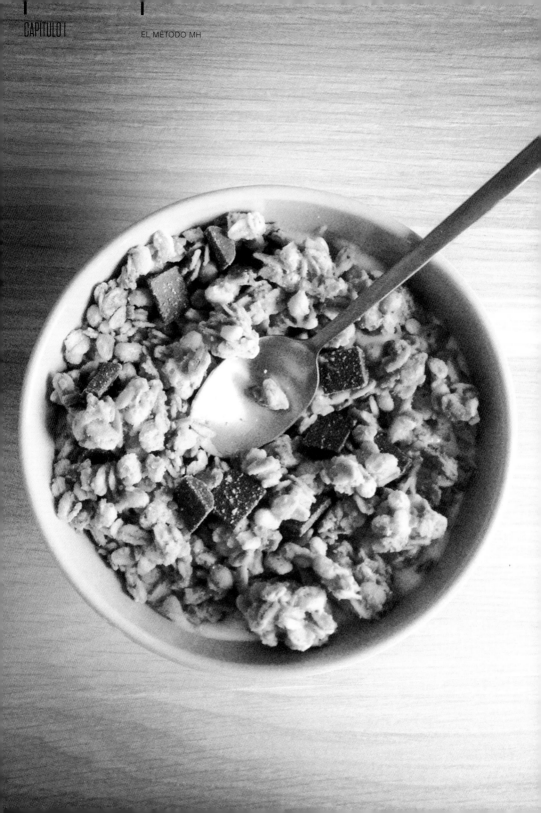

01 DESAYUNA COMO UN REY

Lo lógico es empezar por el principio, ¿no? Pues tu día tendría que comenzar con una mesa parecida a los desayunos de buffets libres de los hoteles. ¿Sabías que los hombres que se saltan a menudo el desayuno tienen más riesgo de padecer obesidad y diabetes? En concreto, 4,5 veces más, según el *American Journal of Epidemiology*.

Un desayuno potente también te dará más energía a lo largo de toda la jornada e incluso, por paradójico que parezca, hará que tu ingesta calórica total sea menor al cabo del día. Entre el 30 y el 35% de tu consumo diario de calorías debe quedar cubierto con tu primera comida. Para asegurarte de ello, ponle color y cantidad, pero olvídate de la repostería, la mantequilla, el beicon o los huevos fritos. Por el contrario, en tu desayuno no deberían faltar las frutas y los zumos naturales (recuerda que los de bote llevan kilos de azúcar y otros aditivos), los carbohidratos complejos como los del pan integral, la avena o la quinoa, las grasas saludables como las de las nueces, las almendras o el aceite de oliva, y las proteínas, como las del pavo o la clara de huevo.

¿Tu desayuno actual es así? Si haces como la mayoría de los españoles, la respuesta a esa pregunta es un rotundo "no". Según el Ministerio de Medio Ambiente, el 72% de la población de este país desayuna en menos de 15 minutos durante los días laborales y apenas toma entre dos y tres alimentos, que suelen ser siempre los mismos; solo un 31% asegura variar algunas veces, y la mayoría de quienes lo hacen son mujeres. Muchos hombres desayunan ligeramente en casa y vuelven a hacerlo a media mañana en una cafetería durante un descanso en el trabajo, pero en un 67% de esos casos toman chocolate y en un 35% bollería. Así que ha llegado el momento de desmarcarte de la mayoría y establecer tus propias pautas para la primera comida del día.

¿Eres de los que no puede echarse nada a la boca en cuanto se despierta? Entonces deberás introducir nuevos hábitos de manera paulatina. Comienza con la fruta (siempre en piezas enteras, no en zumo envasado) y ve añadiendo los huevos, el pan o los cereales integrales más adelante. Y sí: tendrás que empezar a levantarte un poco más temprano. Un desayuno en condiciones no se prepara y se toma en cuestión de 10 minutos. Resérvale entre 30 y 40 minutos. Cuando hayas logrado cambiar radicalmente tus desayunos, notarás que controlas mucho mejor tu hambre y que dispones de más energía para afrontar el estrés de cada día.

Numerosos estudios han demostrado las ventajas de un desayuno XL, siempre y cuando escojas con cuidado los alimentos que lo componen y distribuyas los macronutrientes como es debido. Las grasas buenas deberían suponer un 25%, las proteínas un 30% y los carbohidratos el 45% restante. A medida que vaya transcurriendo el día, reduce la cantidad de comida que tomas. Si haces una cena ligera a una hora relativamente temprana, es lógico que llegues al desayuno con más hambre. Y eso te ayudará mucho a hacer de esta la comida más importante (y variada) del día.

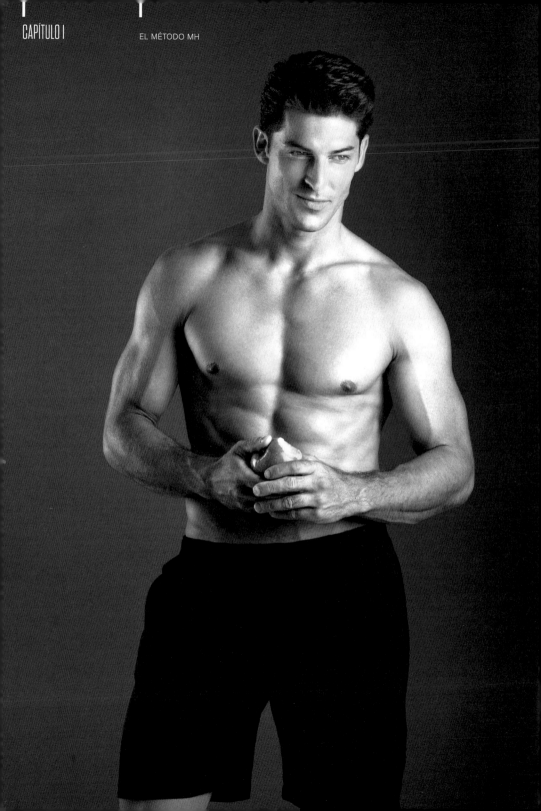

02 COME CADA DOS O TRES HORAS

Tanto si tu objetivo es ganar músculo como perder peso, hacer cinco o seis comidas ligeras a lo largo del día es mucho más saludable que atiborrarte dos o tres veces. La razón principal es sencilla: así mantienes estables los niveles de insulina, que es la hormona cuyos picos provocan que acumules grasa abdominal.

La glucosa es el principal combustible para la mayor parte de los órganos y tejidos del cuerpo. Cuando se habla de glucemia, se hace referencia a los niveles de glucosa en la sangre. En ayunas, estos valores suelen oscilar entre los 75 y los 110 mg/dl, y suben hasta los 200 mg/dl después de comer. Cuando los niveles de glucosa bajan demasiado, tu organismo activa un mecanismo para asegurar la provisión de energía. Es entonces cuando entra en escena el glucagón, una hormona segregada en el páncreas que utiliza las proteínas del músculo y, en última instancia, la grasa. Esa es la razón por la que resulta tan mala idea comer poco si lo que quieres es estar en forma. Por el contrario, cuando los niveles de glucosa en la sangre aumentan (después de haber comido), la insulina se encarga, entre otras cosas, de que los músculos asimilen los aminoácidos, que es el primer paso para la formación de las proteínas.

La calidad de los alimentos o, mejor dicho, la calidad de la energía que contienen, es lo que determinará cuánto suben tus niveles de glucosa en sangre después de comer. Por eso se habla del índice glucémico (IG), medido en una escala en la que la glucosa tiene un valor de 100. Así, cuanto mayor sea el IG de un alimento, peor resultará para la estabilidad de la glucosa, por tanto, para el control que tienes sobre tu hambre. Y viceversa. Sin embargo, tampoco debes eliminar de tu dieta todos los alimentos con un IG alto. Son los que deberías tomar durante un entrenamiento prolongado, una competición o incluso después de un entrenamiento de fuerza, ya que

te proporcionan energía de manera inmediata, estimulan la producción de glucógeno muscular y, por tanto, te hacen aprovechar de manera más eficaz las cualidades anabólicas de la insulina.

Si comes varias veces al día también evitarás los ataques de gula (esos que te hacen asaltar la nevera o la despensa en busca de lo primero que encuentres) y tendrás un mayor control sobre tu hambre, que es una de las mayores saboteadoras de tu particular Reto MH. Después de todo, el hambre es un síntoma de que tu cuerpo no tiene suficiente energía para continuar con su actividad. ¿Y qué ocurre entonces? Tu organismo reacciona empezando a acumular grasas ante una previsible carestía de alimento, en una especie de "fase de emergencia".

Por si fuera poco, varios estudios dados a conocer en las más prestigiosas publicaciones médicas, como *The British Medical Journal*, han relacionado la ingesta de seis pequeñas comidas al día con un descenso del 5% en los niveles de "colesterol malo" (el LDL).

La regla de oro es que no pases más de tres horas sin comer nada mientras estés despierto. Y lo ideal es que cada toma sea siempre a la misma hora. En todas esas comidas debería haber algo de proteína, y, de hecho, lo ideal es que la cantidad de este macronutriente aumente conforme avanza el día (y desciende tu ingesta de carbohidratos). A decir verdad, este punto siempre ha sido uno de los más críticos entre nuestros protagonistas del Reto MH; cambiar su costumbre de cumplir apenas con el desayuno, comida y cena no fue tarea fácil en la mayoría de los casos. Pero, una vez que lograron introducir el hábito de comer más a menudo, también resultó ser una de las claves de sus nuevos estilos de vida.

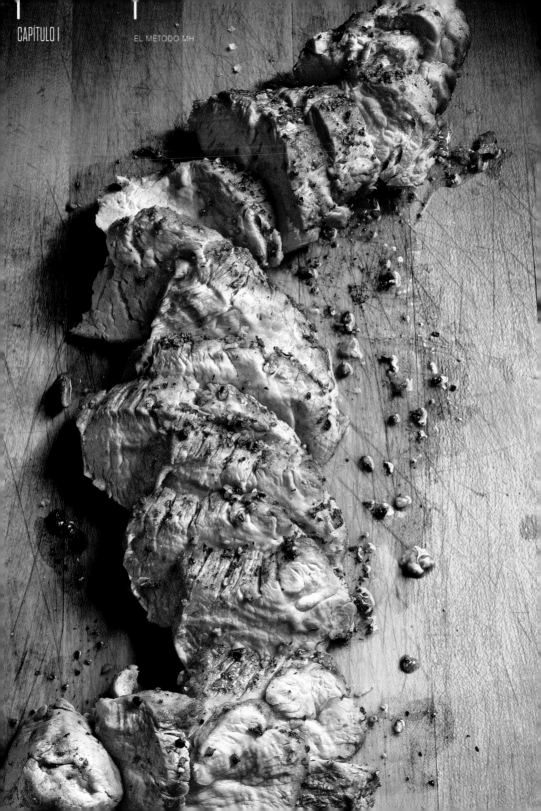

03 APUESTA POR LAS PROTEÍNAS

¿Por qué las proteínas son recomendables cuando quieres ponerte fuerte? Pues porque tus músculos son estructuras y, como tales, están compuestos por proteínas fibrosas. Cuando rompes estas fibras haciendo ejercicios de fuerza, las mismas han de ser sustituidas por otras. Ese precisamente es el proceso de hipertrofia muscular que te permitirá lucir unos bíceps de impresión. Por tanto, una dieta alta en proteínas puede ayudarte a conseguir la hipertrofia que buscas con tu entrenamiento de fuerza.

Las proteínas se pueden encontrar en la carne, el pescado, los huevos y la leche. La calidad de las proteínas viene dada por su valor biológico, que es el grado de asimilación que tienen por parte del organismo. Una proteína puede considerarse de alto valor biológico cuando lleva los nueve aminoácidos esenciales que necesita el ser humano, que son aquellos que el cuerpo no puede fabricar por sí solo y necesita obtener mediante la alimentación: leucina, isoleucina, valina, triptófano, fenilalanina, metionina, treonina, lisina e histidina.

Las proteínas de mayor valor biológico son las de origen animal. Sin embargo, las grasas que suelen acompañar a estos alimentos son el principal motivo por el que cada vez más aficionados al fitness recurren a los suplementos. Entre ellos, los batidos de proteínas van ganando cada vez más adeptos. Tomados con prudencia, estos batidos pueden echarte una mano a cambio de pocas contraindicaciones. Eso sí: deberías buscar los que posean un nivel de hidrolización bastante alto para evitar molestias digestivas, especialmente en forma de gases. Hidrolizar la proteína no es más que descomponerla en sus partes constituyentes: los aminoácidos. Además, la proteína hidrolizada tiene un efecto anabólico mucho mayor. Hoy en día, la mayoría de los batidos son de proteína de suero (*whey*), también conocida como lactosuero. Es el tipo de proteína más recomendable por tener el mayor

grado de asimilación por parte del organismo. La encontrarás en la mayoría de los preparados en polvo que hay disponibles en el mercado. Contiene los nueve aminoácidos esenciales. Pero ¡ojo! Uno de los errores más frecuentes en el consumo de batidos de proteínas es caer en el abuso. Un hombre sedentario debería tomar diariamente entre 0,8 y 1 gramo de proteína por cada kilo de peso. Esta cantidad aumenta al intervalo entre 1,2 y 1,4 gramos al día por kilo de peso en los hombres que hacen un entrenamiento de fuerza, y en ningún caso debería sobrepasar los 2 gramos al día por kilo. Por ejemplo, si pesas 75 kilos y entrenas moderadamente, deberías ingerir unos 97,5 gramos de proteína cada día.

¿Qué pasa si tomas más? Pues que no notarás una mejora y, sin embargo, sí estarás cargando de trabajo extra a tu hígado, el responsable de procesar la proteína. No pasa nada si ocurre alguna vez, pero si para ti es lo habitual, podrías tener problemas en el futuro, como deshidratación, acidificación de la sangre, halitosis o incluso cirrosis. El cálculo renal es otra de las consecuencias clásicas a largo plazo, ya que el exceso de proteínas es expulsado del cuerpo por la orina. Tu dieta hiperproteica también podría volverse en tu contra y causarte problemas de obesidad, ya que los sobrantes de aminoácidos se transforman en ácidos grasos y triglicéridos. Así pues, es imprescindible que controles bien las cantidades.

Ten en cuenta que una dosis normal de proteína en polvo –una cucharada diluida en agua o en leche– suele rondar los 50 gramos, lo que significa que si la proteína es al 90%, estás consumiendo unos 40 gramos, un elevado porcentaje del total diario. El resto debería proceder de la comida. A fin de cuentas, estos batidos no dejan de ser eso: complementos a una insustituible dieta equilibrada.

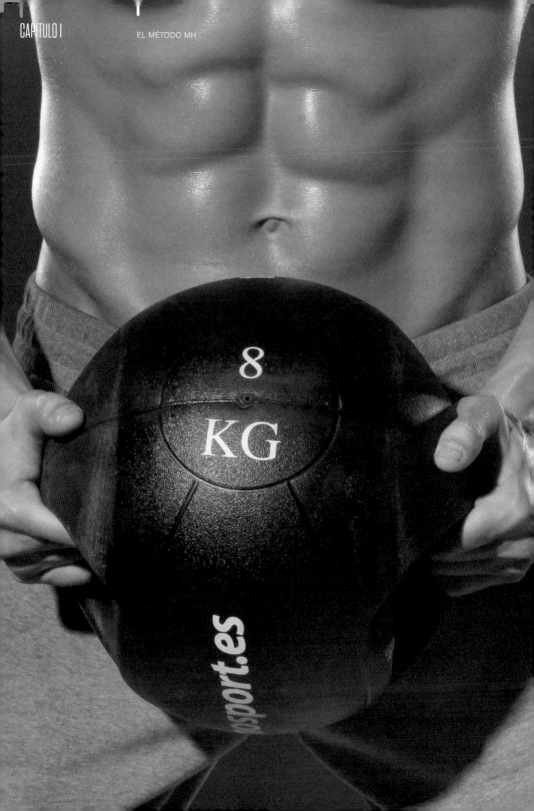

04 DALE LA MISMA IMPORTANCIA AL CARDIO Y A LA FUERZA

Los hombres que consideran que cada minuto sobre una elíptica, una bicicleta o corriendo por el parque es un minuto tirado a la basura, deberían pensárselo dos veces. Los gimnasios de todo el planeta están plagados de ejemplos así, y (si no eres uno de ellos) los reconocerás con facilidad: su obsesión por levantar toneladas de peso habla por ellos casi tanto como su tripa. Y, a menudo, la distancia máxima que recorren a pie es la que hay entre una máquina y otra. En realidad, están tan lejos de una portada de *Men's Health* como un solitario corredor de larga distancia. O quizá más.

¿Y qué hay de los que huyen de las pesas como de la peste? Por más que consideren que la práctica regular de cardio y una dieta equilibrada les funciona, lo cierto es que no es suficiente. Una musculatura bien desarrollada no te ofrece solamente ventajas estéticas, sino también numerosos beneficios para tu salud. Unos hombros fuertes, por ejemplo, son menos propensos a sufrir lesiones y corrigen tu postura. En ocasiones, los entregados en exclusiva al cardio incluso piensan que crear músculo es contraproducente para ellos, confundiendo así ganar peso con engordar.

Por un lado, el trabajo con pesas es el que permite que tus músculos crezcan y tu fuerza se desarrolle. Sabemos que no es necesario que te convenzamos de su importancia, puesto que lo primero que suele hacer un hombre al llegar a un gimnasio es buscar la pesa de mayor tamaño que pueda levantar. Pero este tipo de entrenamiento va más allá de lo evidente: también fortalece tus huesos y articulaciones, aumenta de manera natural tus niveles de testosterona, mejora tu sistema cardiovascular y dispara tu metabolismo, ya que más músculo significa más gasto calórico para mantenerlo. Así es como el músculo, literalmente, se come la grasa. Además, contrarresta la pérdida natural de masa muscular (sarcopenia) que comienza en la treintena y que se acelera especialmente en la cincuentena.

Por otro lado, el entrenamiento de resistencia, además de ayudarte a deshacerte de la barriga cervecera o de los michelines, es especialmente importante para los principiantes, porque engrosa y fortalece los tendones y ligamentos de las articulaciones. Esto te permitirá ejecutar más fácilmente movimientos explosivos y de alta intensidad. El cardio también optimiza la capacidad que tiene tu organismo de utilizar el oxígeno y convierte a tu corazón en un músculo más sano, rodeado de arterias, venas y capilares mucho más fuertes y eficientes en sus respectivos cometidos.

Pero en realidad, la frontera entre el entrenamiento de fuerza y el de resistencia no está tan marcada. A fin de cuentas, si levantas pesas a una determinada velocidad y con unos descansos breves, también estarás trabajando de manera intensa tu sistema cardiovascular. En los últimos años (con el auge del cuerpo equilibrado como reflejo de un cuerpo sano) han proliferado los métodos de entrenamiento que aúnan el trabajo de fuerza y el de resistencia. El CrossFit es un buen ejemplo de ello. Con él, a través de movimientos funcionales, sin máquinas pero con el peso de tu propio cuerpo o el de una kettlebell, haces cardio y musculación al mismo tiempo. Por eso puede resultar una buena opción para quienes tratan de superar el clásico antagonismo fuerza-resistencia. Y si eres de los que pretende superarlo, ya eres de los nuestros.

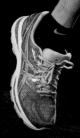

05 ¡SAL DEL GIMNASIO!

Levantar pesas en el gimnasio es un buen trabajo. De hecho, es un trabajo excelente para un hombre. Pero, como supondrás, tu cuerpo está diseñado para ir mucho más allá. Por más variedad de ejercicios que hagas, tu potencial supera con creces el entrenamiento que puedas realizar con barras, mancuernas o máquinas guiadas. Las instalaciones deportivas donde entrenas podrán ser muy completas, pero aun así estarás desaprovechando un montón de capacidades de las que dispones, además de perderte una amplísima variedad de experiencias. ¿No te parece una lástima? ¡Pues echa un vistazo ahí fuera! Parques, bosques, playas, montañas, caminos, lagos, el mar... pueden convertirse en un perfecto gimnasio sin paredes.

Cuando no estás limitado por un determinado espacio físico o unas herramientas, puedes dar rienda suelta a un tipo de ejercicios que te aportará un montón de ventajas: los movimientos funcionales. Implican a un gran número de fibras musculares y articulaciones, y sirven para afrontar situaciones que se te presentan en la vida real, fuera del entorno de un gimnasio. Saltar un muro, agarrar una caja pesada del suelo, cargar a un niño sobre los hombros, nadar, correr o trepar son ejemplos de movimientos funcionales. Al contrario que el trabajo de hipertrofia en la sala de pesas, cuyo objetivo es aislar un determinado músculo para hacerlo crecer, el entrenamiento funcional es global. En él predominan los movimientos compuestos; el ejemplo perfecto es la dominada, en la que trabajan a la vez la parte alta de tu espalda, tus hombros y tus bíceps para levantar todo tu cuerpo. Además de involucrar más músculos, el entrenamiento funcional desarrollará tu propiocepción, que es la capacidad que tienes de sentir la posición de cada una de las partes de tu cuerpo en movimiento. Por si fuera poco, rompe con la típica dicotomía fuerza-resistencia y resulta muy ameno, sobre todo si lo realizas en compañía. No es necesario que de repente cambies todas tus sesiones en el gimnasio por entrena-

mientos funcionales, pero no estaría mal que al principio lo añadieras, por ejemplo, una vez a la semana. Nuestros últimos retados lo hicieron y notaron un cambio espectacular respecto al entrenamiento *indoor*. Después de todo, de poco te valen unos brazos enormes si luego no eres capaz ni de llegar a rascarte la espalda. Aunque eso no quiere decir que las prioridades de todos tengan que ser las mismas, sí es recomendable que des a tus músculos un valor útil más allá de lo estético.

Pero ahí no acaban los beneficios. La ausencia de polución en el ambiente de algunos parajes naturales te dará una buena dosis extra de salud, ¡con tan solo respirar! ¿Sabías que la brisa marina está cargada de partículas beneficiosas para ti? Además de oligoelementos como el yodo o el zinc en microscópicas gotas de agua de mar, contiene ozono e iones negativos, que refuerzan las defensas de tu organismo, tienen efectos sedantes y te ponen de buen humor. No en vano, los tratamientos con agua marina (talasoterapia) llevan aplicándose desde tiempos de los griegos y romanos. Si hablamos de los rayos del sol, sus beneficios para tu salud incluyen desde darte la dosis diaria que necesitas de vitamina D hasta mejorar tu estado de ánimo. Numerosos estudios han revelado que una exposición moderada al sol puede reducir el riesgo de padecer ciertos tipos de cáncer, como el de colon o el de próstata. Los rayos solares también influyen de manera beneficiosa en tu testosterona e incluso contribuyen a mejorar la calidad de tu esperma. ¿El aire de tu sala de pesas hace lo mismo?

06 NO ENTRENES CADA DÍA

Esto no significa que te tumbes en el sofá de casa a ver la tele a diario durante horas, sino que gestiones tus sesiones de entrenamiento de manera que le saques el máximo partido a cada una de ellas. Y para conseguirlo, descansar es más importante de lo que piensas. El entrenamiento de fuerza funciona precisamente porque, después de romper fibras musculares a través de un trabajo, tus músculos se reponen creando nuevas fibras, razón por la cual ganan en volumen. Ese crecimiento ocurre cuando estás descansando. Por eso no es una buena idea entrenar el mismo grupo muscular dos días seguidos.

Dentro de ese descanso, dormir es muy importante. Conforme adquieras mejores hábitos de ejercicio y alimentación, notarás que duermes como un bebé. Caerás como un tronco en cuanto te metas en la cama, tu sueño será más reparador y es muy probable que empieces a despertarte un poco más temprano por la mañana. Para cuando lo hayas hecho, tu cuerpo ya se habrá repuesto por sí solo, y estarás listo para otra sesión de entrenamiento más dura si cabe.

Sin embargo, descansar no necesariamente quiere decir que no hagas nada en todo el día. Un poco de ejercicio, como una carrera suave, unos tiros de baloncesto o una sesión de yoga ayudarán a tus músculos. Cómo los intercales con tus entrenamientos, depende de tu punto de partida y tu objetivo, pero por lo general no se recomienda más de dos días seguidos de inactividad. Descansar –total o parcialmente– te ayudará a desconectar para después volver con más fuerzas, y te hará estar seguro de que tus entrenamientos forman parte de un saludable estilo de vida, no de una poco saludable obsesión.

Ni que decir tiene que continuar comiendo de manera saludable en tus días de descanso es fundamental. Además del sueño, tu cuerpo necesita los nutrientes que le ayudarán a reponerse correctamente. Para asegurarte de que no caes en según qué tentaciones, te resultará muy útil concederte un día de indulgencia a la semana o cada 15 días. Con el tiempo –cuando sepas lo duro que resulta obtener y mantener unos resultados–, tú mismo empezarás a controlarte incluso en tu día de relax. Tómatelo como una recompensa por todo el trabajo bien hecho. Así te asegurarás de que el resto del tiempo comes como es debido y también disfrutarás más de ese delicioso trozo de tarta o de esa cerveza fría que tanto te has ganado. Una vida realmente saludable no es aquella que está llena de privaciones, sino aquella en la que tú eliges de la manera más acertada el momento idóneo para concederte algún que otro capricho.

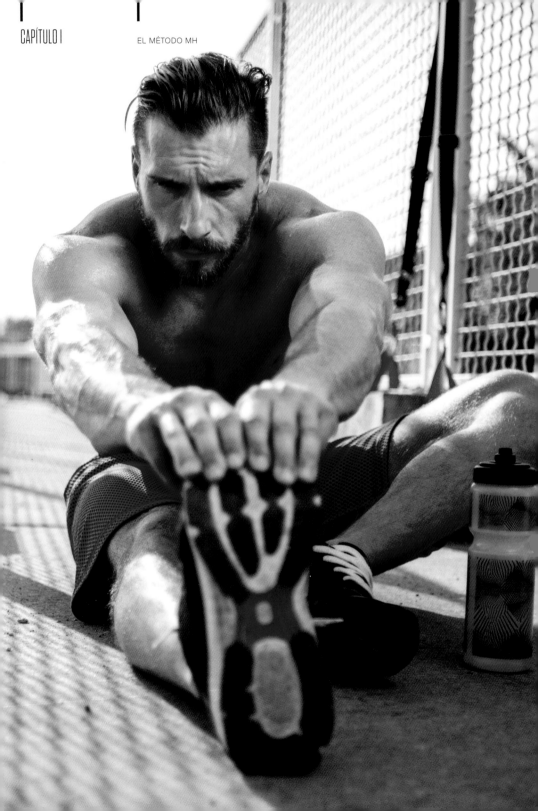

07 HAZ ESTIRAMIENTOS

Ya sabemos que es la parte menos divertida y la más susceptible de eliminar cuando vas con prisa. Ahora debes saber que, si te la saltas, estás perdiendo una excelente oportunidad para mejorar tu flexibilidad, la gran asignatura pendiente de la inmensa mayoría de los hombres. La flexibilidad mejora la coordinación de los movimientos y te facilita la labor a la hora de ejecutar los ejercicios de tu rutina de entrenamiento. Aunque tampoco te preocupes demasiado si tus músculos no llegan muy lejos al principio, ya que la flexibilidad también está determinada por la estructura articular. Los estiramientos también contribuyen a proteger las articulaciones, calman la tensión muscular, devuelven en gran medida la longitud inicial a los músculos y a menudo previenen el dolor que provoca un entrenamiento intenso. Y lo mejor de todo: a la larga, los estiramientos ayudan a prevenir lesiones.

La regla de oro de los estiramientos es que no deben provocar dolor. La tensión que se ejerce con ellos debe ser moderada, pues su objetivo es relajar el músculo. Para asegurar que esa tensión no es excesiva, tus músculos disponen de un mecanismo de defensa conocido como reflejo miotático, que consiste en una señal que los receptores neuronales situados en la parte central del músculo envían a la médula espinal ante un estiramiento excesivamente brusco. La médula reacciona enviando una orden de contraerlo y, al mismo tiempo, de relajar el contrario, que es el antagonista. El clásico ejemplo de cómo funciona el reflejo miotático es el del leve golpe de martillo aplicado a la rodilla; en ese caso, es el tendón rotuliano el encargado de enviar la señal a la médula espinal. Durante los estiramientos, no es recomendable llegar hasta el punto de activar dicho reflejo, ya que significaría que has ido demasiado lejos.

Tampoco debes dar rebotes, puesto que podrían provocarte una lesión. Lo ideal es que estires cada músculo hasta que notes una tensión que puedas sostener durante unos 30 segundos. Si estás realizando el estiramiento antes de la sesión, reduce ese tiempo a 10 segundos. Acompáñalo siempre de una respiración lenta y controlada. Y no contengas el aliento mientras estás estirando.

Los estiramientos pueden clasificarse en cuatro categorías: dinámicos, estáticos, entre series y fuera del entrenamiento. Los dinámicos son aquellos en los que te mueves durante el estiramiento. Por ejemplo, hacer círculos con los brazos para calentar los hombros. Son un calentamiento idóneo antes de cualquier entrenamiento, ya que predisponen a los músculos a la actividad gracias al rango de movimiento que ensayas con ellos. Los estiramientos estáticos son los mejores para después de entrenar, momento en que tus músculos ya están calientes y lo que necesitan es volver a la calma. Este es el tipo de estiramiento que más puede hacer por tu flexibilidad y por la prevención de las agujetas. Los estiramientos entre series se hacen durante el propio entrenamiento; por ejemplo, al terminar 10 dominadas, puedes colgarte de la misma barra unos segundos para estirar los hombros y el dorsal ancho. Por último, los estiramientos fuera del entrenamiento son los que puedes hacer en cualquier momento y lugar. Por ejemplo, estirar los hombros bajo el agua caliente de la ducha o en la sauna de vapor suele funcionar muy bien. También puedes estirar los gemelos mientras vas de pie en el metro o en el tren. Si bien estos no son estiramientos esenciales (como sí lo son los dos primeros), te ayudarán a sentirte mejor y a prevenir lesiones.

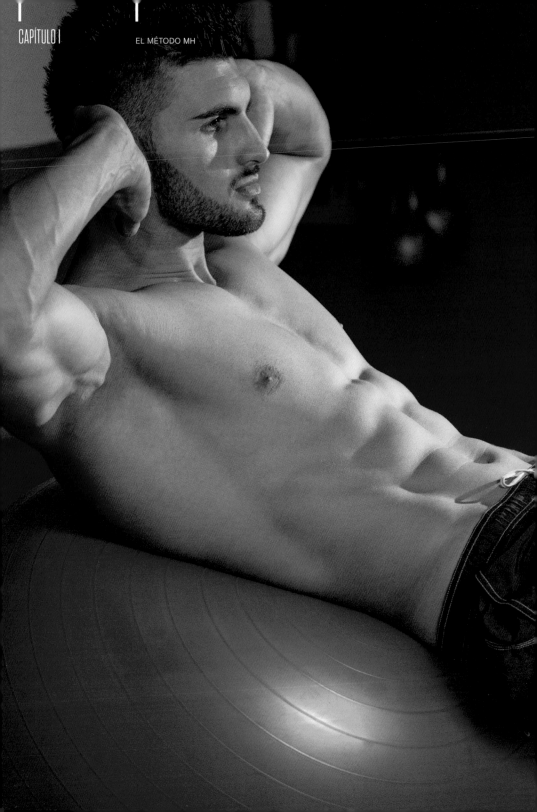

08 NO TE MATES A HACER ABDOMINALES

El six-pack es el símbolo por antonomasia de un cuerpo masculino en forma. También es uno de los mayores objetivos de cada uno de nuestros retados. Un six-pack marcado significa muchas cosas aparte de un imán para las chicas. Por un lado, es el síntoma de un core fuerte, si bien este abarca más músculos aparte de los abdominales. De esta zona del cuerpo parte la fuerza para realizar la mayor parte de los movimientos, desde levantarte de una silla hasta lanzar un balón a la canasta. Por algo se llama core (en inglés, núcleo). Un core fuerte te permite trabajar con pesos altos de una forma más segura y aumenta tu eficiencia en cualquier deporte. Por otro lado, por esta sección media del cuerpo pasan otros músculos, como el transverso, el diafragma, el suelo pélvico o los oblicuos, razón por la que mantenerlo en forma corregirá tu postura y te ahorrará dolores de espalda. Como ves, un six-pack es también una inversión en salud.

El problema es que hay demasiados hombres que pierden el tiempo realizando series de cientos de abdominales cada día. Si emplearan todo ese tiempo y energía en entrenar el resto el cuerpo y añadir una buena dosis de ejercicio cardiovascular, les iría mucho mejor. Reducir el porcentaje de grasa corporal es la clave para poder marcar unos abdominales que todos tenemos, estén más o menos tapados. En los hombres, los abdominales comienzan a marcarse cuando su cantidad de grasa corporal es inferior al 10%, aproximadamente. Así que la dieta, el cardio y los ejercicios que disparan tu metabolismo son, en este orden, los que te conducirán por el camino correcto hacia un abdomen de acero. De hecho, puedes conseguirlo sin hacer ni un solo crunch abdominal.

Si optas por hacer un montón de abdominales a diario y te olvidas del cardio, el efecto que obtienes a cambio podría ser incluso contraproducente. Al hacerlo, tus músculos abdominales aumentan de volumen –pero no se definen–, de manera que si encima de ellos tienes una capa de grasa que no quemas, tu barriga aumentará de tamaño. Piensa que, en lugar de hacer eso, deberías trabajarlos tal como cocinas un buen filete de atún en una parrilla: uno o

dos minutos por cada lado, y listo. Correr, nadar, ir en bici, hacer CrossFit o pegarte una sesión de body pump harán el resto del trabajo.

El six-pack hace también de perfecto chivato de la dieta de un hombre. Los carbohidratos de índice glucémico alto, como el azúcar o las harinas refinadas, son sus mayores boicoteadores, sobre todo si los consumes a partir de cierta hora del día. Los refrescos, los zumos industriales, la bollería, el pan blanco, las frituras o las patatas de bolsa son a tu six-pack lo que la kryptonita a Superman. El exceso de sodio (entendido, según la Organización Mundial de la Salud, como el consumo superior a 6 gramos al día) también es un enemigo de tus abdominales, ya que provoca una retención de líquidos que no te ayudará en absoluto a marcar six-pack. Si, por el contrario, eliges productos con un índice glucémico bajo y un alto contenido en fibra, estarás más cerca de los ansiados cuadraditos sobre tu estómago. A este grupo pertenecen, por ejemplo, la pasta y el arroz integral, las verduras, las hortalizas, las legumbres, los frutos secos y algunas frutas como la manzana, la grosella o la mandarina.

Hay algo más que puedes hacer por tus abdominales, en una palabra: isométricos. Los ejercicios isométricos son aquellos en los que sometes el músculo a una tensión sin necesidad de que haya movimiento. Un buen ejemplo es la plancha, tabla o puente. No te dejes engañar por su falta de dinamismo: los isométricos son ejercicios de intensidad alta y, de hecho, suelen estar contraindicados en las personas que padecen tensión alta. ¿La razón? Porque no hay descanso para el músculo durante su ejecución y porque, a falta de movimiento, la sangre se acumula momentáneamente dentro de él. Por eso es importante que no contengas la respiración mientras los realizas. Para el resto de las personas resulta un tipo de entrenamiento muy efectivo y cómodo, ya que no requiere de ninguna máquina ni herramienta. ¡Y son perfectos para fortalecer el core!

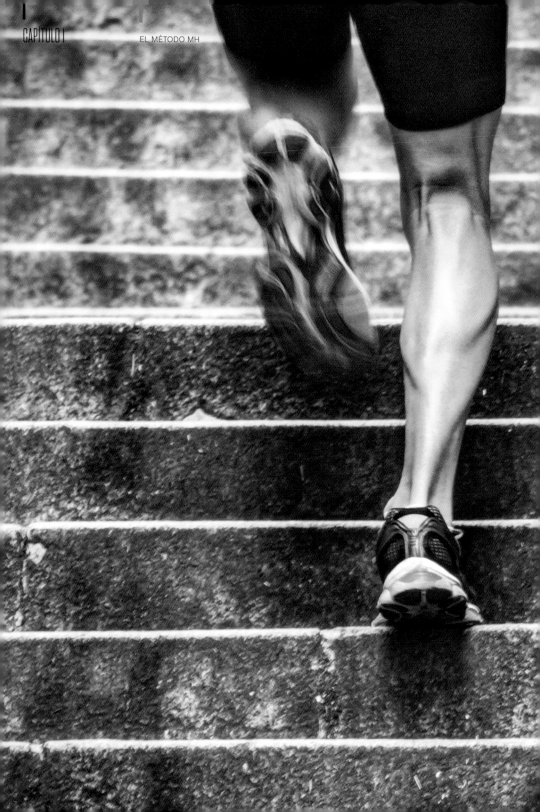

09 VE POCO A POCO

No hace falta que desde el comienzo de tu Reto MH tengas un detallado plan de pequeños pasos. Sencillamente, céntrate en lo que estás haciendo en cada momento. No puedes hacer más de un entrenamiento ni más de un ejercicio al mismo tiempo, así que focaliza tu atención en el aquí y ahora. La principal ventaja de hacerlo es que así combates al enemigo más importante de tu entrenamiento: la inconstancia.

Ponte en situación: te propones hacer 45 minutos con la bici. Nada más agarrarla, ¿verdad que no estás pensando en el minuto 30 ni en la parte final? Tan solo en montarte y empezar a rodar. Una vez hecho esto, los primeros momentos no tardan en pasar. A los 10 minutos ya puedes estar satisfecho de haber vencido la pereza. Casi sin darte cuenta, estás en la mitad. Y de ahí al final solo hay un empujón.

Los pasos pequeños ejecutados de manera constante te ayudan a llegar más lejos que los objetivos grandes planteados de una sola vez. Nada hay más desmotivador para un aficionado al fitness que no conseguir sus objetivos en el tiempo que se ha fijado. Y viceversa: nada más estimulante que sí hacerlo. Por tanto, asegúrate de que tus metas siempre son parciales y van mejorando poco a poco. Un entrenador personal te será de gran utilidad en esta labor de trazar pequeños hitos, que deben ser asequibles para que actúen como revulsivos que te animen a seguir adelante.

Si, además, eres novato (o has estado mucho tiempo sin entrenar), los pasos pequeños son algo más que una estrategia mental. Son una necesidad física. A casi nadie le gusta considerarse un novato total en nada, pero prueba a levantar grandes pesos después de un largo periodo desentrenado... y lo único que conseguirás será desmotivarte y exponerte a alguna lesión. Sabemos que eres un entusiasta, pero empieza con suavidad y ve subiendo desde ahí. Así es como se trabaja la constancia. Día a día. Paso a paso.

No pienses en tu plan de entrenamiento como en un enorme mazacote. Mejor que eso, desmenúzalo en partes de menor tamaño: ejercicios para músculos grandes, para músculos pequeños, cardio, entrenamiento al aire libre, descanso activo, estiramientos... Y asume que no puedes hacerlo en un solo día, aunque debas trabajar varias de esas partes en la misma sesión. Te dará menos que pensar y, sobre todo, evitará que caigas en el pensamiento del "todo o nada" que tan perjudicial resulta para tus objetivos. Si, por cualquier razón, un día no puedes completar toda la sesión de entrenamiento que tenías prevista, no des el día por perdido: haz lo que te dé tiempo, puede que unos minutos de cardio. Lo importante es que siempre hagas algo; así es como se asienta el hábito.

También puedes pensar en tu plan de entrenamiento como si fuera una cuenta de ahorro. Cada vez que cumples con él, estás haciendo una pequeña aportación. En ocasiones haces una retirada de dinero, como cuando sales a tomar unas cervezas con tus amigos o te comes una pizza. Pero si has hecho los suficientes ingresos anteriormente, la cuenta seguirá adelante. Y, lo mejor de todo: si haces grandes aportaciones, podrás vivir de los intereses durante un tiempo (ya que una musculatura desarrollada quema por sí sola muchas más calorías que si no lo está). Interesante, ¿no crees?

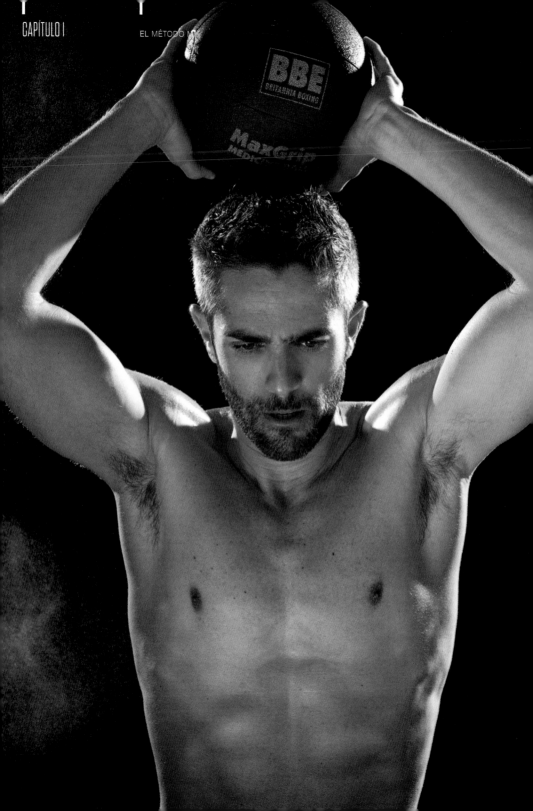

10 ENTRENA TU MENTE

El arma más poderosa para transformar tu cuerpo y, con él, tu salud, no es una matrícula en un gimnasio. Ni un entrenador personal. Ni siquiera una suscripción a *Men's Health*. Es tu propia mente. Ahí es donde comienza todo tu Reto y de lo que depende su éxito. Si conseguir un cuerpo de portada fuera tan sencillo como ir al gimnasio y seguir una tabla de entrenamiento, todo el mundo lo conseguiría. Y, por tanto, no sería un verdadero Reto. Pero los datos hablan por sí solos: en torno a la mitad de los hombres que se apuntan a un gimnasio lo dejan en menos de seis meses, y casi tres cuartas partes al cabo de un año. La línea que separa a los que abandonan de los que persisten no tiene nada que ver con el peso de unas mancuernas o con la distancia recorrida en una carrera. Tiene que ver con la actitud. Pensar de manera diferente es la mitad del camino para conseguir un cuerpo y una salud diferentes.

Todo empieza con la motivación. El hecho de estar leyendo este libro ya es un síntoma de que vas en la dirección correcta. Lo creas o no, es importante que sepas reconocer de dónde procede esa motivación. Saber dónde está la fuente que te inspira te ayudará a volver a ella cuando flaqueen tus fuerzas. Lo ideal es que puedas expresar cuál es tu motivo para cambiar de estilo de vida en una sola frase. Y sí: has de ser lo más honesto que puedas contigo mismo. Esa razón que te empuja a plantearte en serio un Reto puede ser de lo más trivial, como el miedo a tener unas piernas excesivamente delgadas en la playa. Otra clásica motivación es el deporte de competición; visualizar la humillación de tu derrota frente a un rival puede ser un perfecto revulsivo que te anime a completar esas últimas (y tan duras) repeticiones. La clave es que, sea cual sea tu razón, no la olvides, porque te dará la respuesta cuando te preguntes por qué has empezado a madrugar, por qué ahora te fijas mucho más en las etiquetas de los productos o por qué has cambiado el mando a distancia por la barra de dominadas.

Uno de los mejores alimentos de la motivación es la inspiración. La puedes encontrar en la portada de *Men's Health*, en la frase de alguna celebridad a la que admires, en un perfil de Instagram o en un compañero de gimnasio. El caso es que la encuentres. Servirá para que tengas una idea muy gráfica de lo que deseas y la grabes a fuego en tu mente. La motivación te conducirá a la siguiente fase: la perseverancia. De entre todas las virtudes que puedas mostrar ante un plan de entrenamiento, esta es quizá la más valiosa. Solo con ella podrás mantener a lo largo del tiempo unos saludables hábitos de alimentación y ejercicio. Tardarás bastantes meses, incluso algunos años, en conseguir la forma que quieres y, sin embargo, tardarás muy pocos días en dejar de estar en forma si abandonas el ejercicio. ¿Se te ha estropeado el coche y no puedes ir a entrenar? Entonces, sal a correr cerca de casa. ¿Solo dispones de 20 minutos libres? Incluso en ese tiempo puedes hacer un entrenamiento intensivo. Es la perseverancia la que te hará enfrentarte de manera positiva y productiva a todos esos obstáculos que, seamos realistas, encontrarás en tu camino muchas veces. Nuestros retados saben mucho de eso. Todos ellos son hombres de éxito con apretadas agendas, grabaciones, viajes, presentaciones, jornadas de trabajo maratonianas... Sus vidas están plagadas de buenas excusas para no entrenar. Sin embargo, las vencieron todas gracias a la disciplina.

Conforme vayas encajando el entrenamiento como una parte más de tu día a día, notarás que tu disciplina crece y, con ella, el orden de todo lo demás: desde los tiempos para comer hasta las horas de sueño. Si eres constante, en menos de un año cambiarás la palabra "dieta" (entendida como un régimen temporal) por el concepto "comer bien", más amplio, duradero, ameno y saludable. Y ya querrás mantenerlo para siempre. De alguna manera, el respeto por tu entrenamiento ayuda a ordenar el resto de tu rutina.

Pero ¡ojo! Mantener un hábito no significa hacer siempre lo mismo ni caer en la monotonía. Recuerda que la variedad en tu entrenamiento es una de las claves para conservar la motivación en perfecto estado. Si te aburres, tus probabilidades de abandonar se multiplican. Cambiar de ejercicios, de gimnasio, de compañeros de fatigas, entrenar al aire libre, probar a hacerlo a primera hora de la mañana o a última de la tarde, organizar un fin de semana de deporte o de aventura... son estrategias sencillas pero muy estimulantes que te ayudarán a entrenar tu mente y a superar tu Reto MH. Un Reto que siempre comienza en tu cabeza.

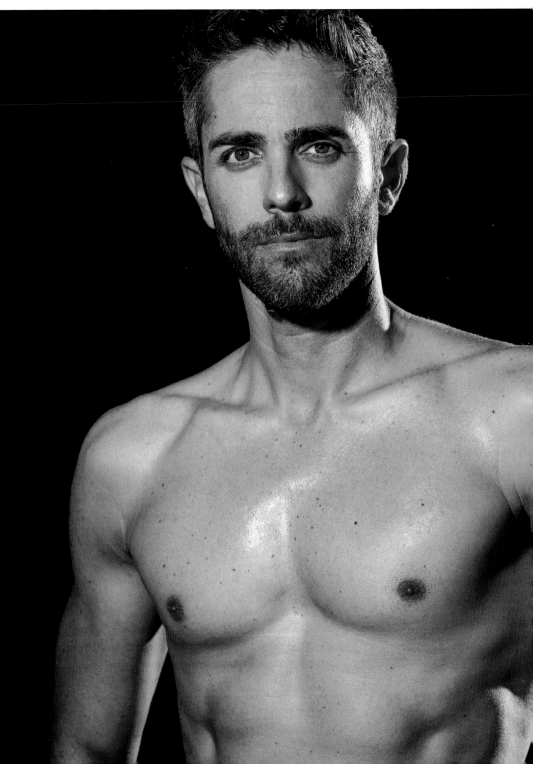

CAPÍTULO II

EL TIPO QUE HAY EN TI

Descúbrelo para obtener los mejores resultados

Ya tienes la voluntad. Ya tienes la ropa de deporte. Ya tienes reservado el tiempo en tu agenda. Ya tienes pagada la cuota del gimnasio. Pero todavía te falta algo fundamental. Algo sin lo que no sabrás ni por dónde comenzar. Algo que te ayudará a elegir el plan de entrenamiento y la dieta que más te conviene: conocer tu cuerpo al detalle.

Seguro que ya te has dado cuenta: mientras a algunos les basta un par de semanas haciendo abdominales para marcar un six-pack de portada, a otros les cuesta sudor, lágrimas y muchas privaciones. Unos levantan pesas como si estuvieran hechas de cartón pluma y otros mantienen el tipo a duras penas. Si eres de estos últimos, seguro que todavía recuerdas esa sensación, al comenzar a ir al gimnasio, de estar haciendo el ridículo delante de todo el mundo. No es más que eso: una sensación. No olvides que todos han pasado en algún momento por ahí. Y ese es precisamente el mejor momento para saber con exactitud quién eres. Así que olvídate de los demás y céntrate en ti.

Básicamente, se trata de averiguar de la manera más certera que puedas las cartas que juegan a tu favor y en tu contra, para realizar la mejor jugada posible. Saber si tu perfil se adapta mejor a aquello de "yo soy de hueso ancho" o más bien a lo de "yo no engordo ni con mantequilla en vena". Conocer este dato es importante para diseñar correctamente tu plan de entrenamiento y tu dieta desde el principio. También te ayudará a establecer unos objetivos realistas, alejados de la euforia que puede invadirte al principio y del pesimismo que seguro te asaltará más de una vez por el camino. Es algo así como saber en qué tipo de coche vas a realizar un largo trayecto. ¿Un deportivo último modelo? ¿Un monovolumen familiar? ¿Un todoterreno que consume una barbaridad de combustible? ¿O quizá un antiguo utilitario que no pasaría otra ITV?

En el caso de la anatomía, hablamos de somatotipos. Una palabra que, aunque data de unos estudios realizados en la década de los cuarenta en Estados Unidos, se ha puesto de moda en los últimos años para hablar de lo que tradicionalmente se ha conocido como "constitución física". Así, se distinguen tres somatotipos: mesomorfo, endomorfo y ectomorfo. No dejes que lo complicado de estos términos te confunda: se trata del musculoso, del rellenito y del flaco de toda la vida, pero en términos más rigurosos. Puede que no seas calcado a ninguna de estas tres figuras, pero seguro que te identificas más con una de ellas.

Los somatotipos no solo describen una determinada composición corporal, sino también la capacidad que tiene cada persona para quemar grasa o ganar músculo. Es decir, que limitan tus capacidades... hasta cierto punto.

Esto quiere decir que estarías cometiendo un error si dejases que tu somatotipo tuviera la última palabra. De hecho, la mayoría de las personas no pertenecemos a una sola de estas categorías, sino que en realidad somos una compleja mezcla de varias de ellas. Y es precisamente eso lo que puede jugar a tu favor. Ocurre algo parecido con lo que pasa con el talento y la disciplina: lo que no cubre el primero puede alcanzarse con la segunda. Es decir, puedes contrarrestar tu natural tendencia a engordar o a adelgazar gracias a un buen plan de dieta y entrenamiento. Es cierto que tu estructura ósea no cambiará por más que vayas al gimnasio, pero otros factores que influyen mucho en tu estado de forma y en tu apariencia global (la cantidad de músculo y de grasa, sobre todo) sí que están en tus manos. Así que no utilices tu genética como excusa para abandonarte en el sofá de casa o en la silla de la oficina.

¿Acaso pensabas que todos los protagonistas de nuestro Reto MH estaban cortados por el mismo patrón? ¿O que todos tenían una genética envidiable? ¡Si lo llamamos "reto" es por una razón! Lo cierto es que entre ellos hay de todo tipo, desde el clásico fondón que tenía unos kilos de más hasta el delgado que apenas conseguía llenar las mangas de la camiseta; desde el amante de las grasas hasta el más tirillas. Ninguno era deportista profesional, ni siquiera aficionado. Y todos ellos han acabado en nuestra portada para demostrarte que, por una vez, la voluntad y la constancia pueden vencer a la fuerza de la Naturaleza.

Para descubrir quién eres realmente antes de ponerte manos a la obra, haz nuestro siguiente test, respondiendo a cada una de las preguntas de la manera más sincera posible. De lo contrario, ¡solo te engañarías a ti mismo! Una vez contestado, suma tus respuestas, busca tu resultado y descubre con cuál de nuestros protagonistas del Reto MH puedes identificarte mejor. Eso no quiere decir que su plan de dieta y entrenamiento vaya a funcionar exactamente igual contigo, pero sí te dará una idea muy aproximada de lo que debes hacer para conseguir tus objetivos. Puedes anotar todos tus progresos, cuánto peso has levantado, cuántas repeticiones has hecho de cada ejercicio, cómo te sientes o qué imprevistos te han surgido, semana a semana, en la parte final de este libro.

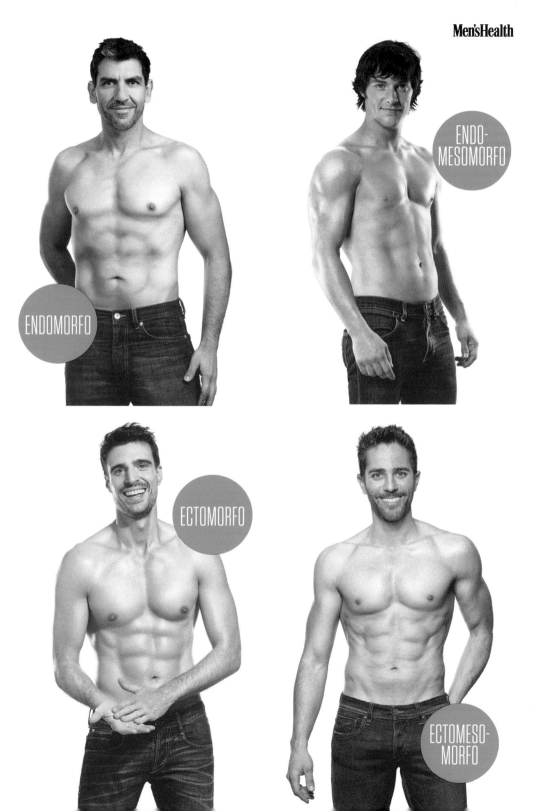

RECONOCE TU SOMATOTIPO

1/ Mi cuerpo se parece más a…

- **a** El de un maratoniano
- **b** El de una portada de *Men's Health*
- **c** El de una escultura de Buda

2/ Tengo tendencia a…

- **a** Acumular grasa
- **b** Acumular músculo
- **c** No acumular nada de nada

3/ Mi estructura ósea es:

- **a** Debe de estar por ahí dentro…
- **b** De hierro colado
- **c** De puro alambre

4/ Si trato de rodear mi muñeca con el dedo corazón y el pulgar de la otra mano…

- **a** Los dos dedos no se tocan
- **b** Las puntas apenas se rozan
- **c** Me falta muñeca para tanto dedo

5/ Quemo calorías…

- **a** A paso de tortuga
- **b** De forma envidiable
- **c** ¿Tienes algo de picar?

6/ En cuanto a mi actividad…

- **a** Me muevo lo justo
- **b** Me considero bastante activo
- **c** No puedo responder ahora, estoy ocupado

7/ ¿Cuántas dominadas seguidas puedes hacer?

- **a** ¿Qué es una dominada?
- **b** Más de diez, sin problemas
- **c** A duras penas llegaría a la decena

8/ Cuando era pequeño, decían que…

- **a** Era hermosote
- **b** Iba para deportista
- **c** Parecía una cerilla

9/ Soy un tipo…

- **a** Más bien tranquilo y reposado
- **b** Dinámico, sin caer en excesos
- **c** Me paso el día ocupado

10/ Mi pareja me dice que…

- **a** Deje los donuts
- **b** Se puede rallar queso en mis abdominales
- **c** Me coma otro plato de cocido

11/ Tengo hambre…

- **a** Ahora mismo
- **b** Cuando toca
- **c** ¿Hambre? ¿Qué es eso?

12/ Si miro con atención mi báscula, descubro que…

- **a** Gano peso fácilmente y me cuesta la vida perderlo
- **b** No me cuesta ni ganar ni perder peso
- **c** ¿Tienes por ahí un bocata?

13/ Mis amigos me describen como un hombre…

- **a** Emocional
- **b** Más bien físico
- **c** Tirando a intelectual

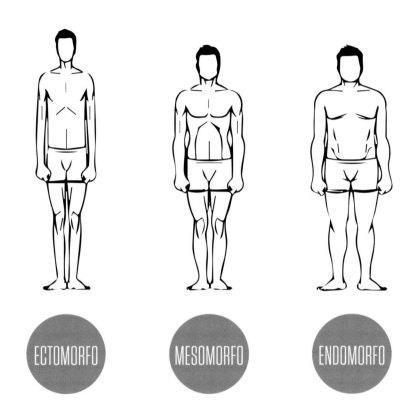

ECTOMORFO   MESOMORFO   ENDOMORFO

Suma tres puntos por cada respuesta 'a', dos por cada 'b', y uno por cada 'c'.

PUNTOS	SOMATOTIPO	TU REFERENTE	VE A LA PÁGINA
De 13 a 18 puntos	**ECTOMORFO PURO**	URI SABAT	160
De 19 a 24 puntos	**MEZCLA DE ECTOMORFO Y MESOMORFO**	ROBERTO LEAL	186
De 25 a 31 puntos	**MEZCLA DE ENDOMORFO Y MESOMORFO**	JORDI CRUZ	144
De 32 a 38 puntos	**ENDOMORFO PURO**	PACO RONCERO	122

RADIOGRAFÍA DEL HOMBRE
MESOMORFO

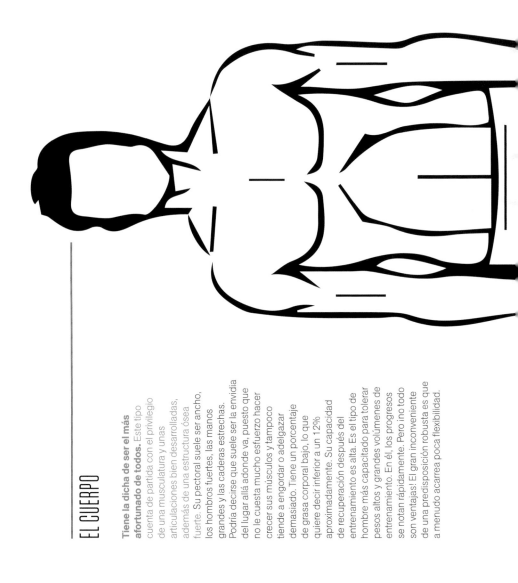

EL CUERPO

Tiene la dicha de ser el más afortunado de todos. Este tipo cuenta de partida con el privilegio de una musculatura y unas articulaciones bien desarrolladas, además de una estructura ósea fuerte. Su pectoral suele ser ancho, los hombros fuertes, las manos grandes y las caderas estrechas. Podría decirse que suele ser la envidia del lugar allá adonde va, puesto que no le cuesta mucho esfuerzo hacer crecer sus músculos y tampoco tiende a engordar o adelgazar demasiado. Tiene un porcentaje de grasa corporal bajo, lo que quiere decir inferior a un 12% aproximadamente. Su capacidad de recuperación después del entrenamiento es alta. Es el tipo de hombre más capacitado para tolerar pesos altos y grandes volúmenes de entrenamiento. En él, los progresos se notan rápidamente. Pero ¡no todo son ventajas! El gran inconveniente de una predisposición robusta es que a menudo acarrea poca flexibilidad.

EL ENTRENAMIENTO

Lo ideal es que un mesomorfo empiece con un entrenamiento para todo el cuerpo. Luego podrá continuar con otros ejercicios más focalizados por grupos musculares, siempre y cuando estén bien equilibrados para evitar descompensaciones. Suele reaccionar muy bien al entrenamiento, así que puede aumentar la intensidad con rapidez. Pero es precisamente por esta capacidad para levantar grandes pesos que debe esforzarse en depurar al máximo su técnica; de lo contrario, podría sufrir lesiones. Tampoco debería sobrevalorar su capacidad de rendimiento, por lo que es recomendable que deje que sus músculos se recuperen durante un periodo de entre 12 y 72 horas. Con ellos, los pesos libres suelen dar un resultado más satisfactorio que las máquinas guiadas.

LA DIETA

Gracias a su constitución atlética, normalmente no tiene problemas de peso. La principal razón es que, debido a su musculatura desarrollada, su metabolismo basal es alto. Por eso queman muchas calorías incluso aunque no estén haciendo absolutamente nada, puesto que sus músculos tienen unas altas demandas de calorías solo por el hecho de existir. Pero eso no quiere decir que el mesomorfo pueda abandonarse a los placeres repletos de grasas y azúcares simples. Su capacidad de acumular grasas es mayor que la de los ectomorfos, por lo que su dieta debe ser variada y baja en lípidos. A fin de cuentas, una mala alimentación podría ocasionar, a la larga, que el mesomorfo dejara de serlo para desarrollar problemas de sobrepeso, dando al traste con su condición de tipo privilegiado.

RADIOGRAFÍA DEL HOMBRE
ENDOMORFO

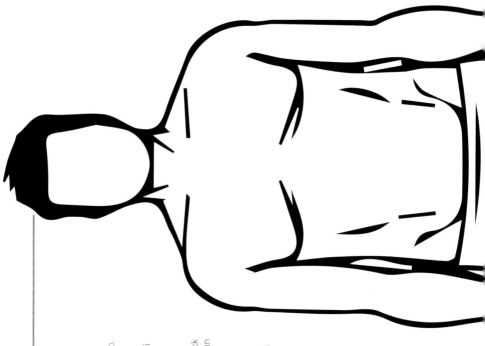

EL CUERPO

Su metabolismo es más lento, razón por la que este tipo tiende a engordar e incluso a sufrir sobrepeso. El abdomen y las piernas son sus zonas críticas, esas donde acumula la grasa con bastante facilidad. Por si no fuera suficiente con eso, además suele disponer de una considerable cantidad de grasa subcutánea. Por este motivo, le cuesta marcar six-pack mucho más que a un mesomorfo o un ectomorfo y sus músculos parecen más flojos, puesto que se hallan sepultados bajo una capa blanda. Pero ¡no todo son inconvenientes! Su capacidad para desarrollar fuerza y masa muscular es mayor que la de un ectomorfo.

EL ENTRENAMIENTO

Quemar grasa es la prioridad del endomorfo. Para ello, es imprescindible que su rutina de entrenamiento incluya ejercicios aeróbicos. Al comienzo serán de baja intensidad, con el objetivo de 'despertar' al cuerpo y hacer que se vaya acostumbrando al ejercicio físico. Más adelante podrá introducir el entrenamiento de alta intensidad, dividido en intervalos de corta duración y con periodos de descanso de entre dos y tres veces el tiempo invertido en el periodo de máximo esfuerzo. Un buen ejemplo sería: correr durante 30 segundos a la máxima intensidad que se pueda, recuperar un minuto y medio o dos minutos, y repetir el proceso entre cuatro y ocho veces. Esas tiradas a diferente ritmo son lo que se conoce como *fartleks*, y hasta que el endomorfo se adapte a ellas, no deberían superar los 20 minutos en total. Después podrá llegar hasta los 45 minutos por sesión. Lo ideal es completar ese ejercicio aeróbico con un trabajo de pesas en el que se hagan muchas repeticiones con poco peso. De esa manera, además de estar quemando grasa, empezará a ganar masa muscular. Tres series de 15 repeticiones cada una podrían componer uno de los ejercicios.

LA DIETA

Es el tipo de hombre que más debe cuidar su dieta. Como tiende a acumular grasa, ha de tener mucho cuidado con las calorías. A fin de cuentas, su metabolismo es lento debido a su musculatura poco desarrollada y por ello, su demanda calórica es baja. Sin embargo, bajar demasiado de peso en poco tiempo sería un grave error que podría originar problemas estéticos (como el abdomen caído) e incluso de salud. Perder más de medio kilo de peso por semana o reducir en más de un 10% la ingesta de calorías que corresponde, por lo general no es muy recomendable. Lo mejor es huir de los ayunos estrictos y adoptar paulatinamente prácticas saludables, como una alimentación variada pero baja en grasas y carbohidratos, además de estar asesorado por uno o varios especialistas: nutricionista, endocrino, médico de cabecera... Solo reduciendo su porcentaje de grasa y aumentando su cantidad de músculo, el mesomorfo logrará disparar su metabolismo.

RADIOGRAFÍA DEL HOMBRE
ECTOMORFO

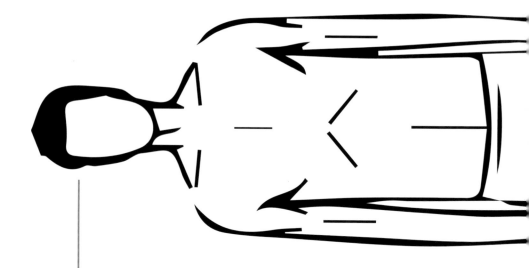

EL CUERPO

Es el típico hombre delgado. Su constitución es esbelta, con las extremidades largas, el tórax más bien plano, y con los huesos y las articulaciones pequeñas. Su pelvis suele ser más ancha que los hombros. Son verdaderas máquinas de quemar grasa, debido a que suelen tener un metabolismo muy rápido. Pero también es al que más le cuesta ganar músculo; por eso recibe el nombre de *hardgainer*. Aunque la mayoría de la gente crea que es el endomorfo quien lo tiene más difícil, en realidad es el ectomorfo a quien los progresos en el gimnasio se le presentan en menor cantidad y a más largo plazo. Lo bueno es que cualquier pequeño avance que hagan luce más, ya que en ellos no hay una gruesa capa de grasa que difumine los logros obtenidos.

EL ENTRENAMIENTO

Paradójicamente, lo ideal no es que se machaquen a hacer un montón de pesas en el gimnasio. En los casos de ectomorfos puros, los resultados son más apreciables cuando se entrena tres días cada dos semanas que cuando se hacen cuatro sesiones cada siete días. La clave está en centrarse en la recuperación, más allá de incidir solo en el estímulo. Respecto a los ejercicios, los mejores para el ectomorfo son aquellos que implican a un gran número de grupos musculares y articulaciones; es decir, los ejercicios complejos, como los *thrusters* o las sentadillas. Al contrario que en el entrenamiento del endomorfo, aquí los pesos elevados tendrán prioridad ante el número de repeticiones, que debería ser entre seis y 10 para cada serie. El grupo muscular más importante para el ectomorfo también es, a menudo, el más olvidado: las piernas. En ellas se concentran nada menos que dos terceras partes del total de la masa muscular. Ejercitar las piernas a conciencia activará la respuesta hormonal, que resulta clave en el crecimiento muscular.

LA DIETA

La clave para el ectomorfo es aumentar su ingesta calórica. De hecho, su consumo de calorías debe ser superior a la suma de la demanda total diaria más el consumo que requiera el entrenamiento. Pero ese aumento en la ingesta debe hacerse siempre de un modo inteligente, huyendo de las grasas y los azúcares simples. En su lugar, es mejor optar por los hidratos de carbono de índice glucémico bajo (como la pasta, el arroz o el pan integral) y, sobre todo, por las proteínas de más alta calidad, como las presentes en la clara de huevo, la leche, el pescado o la carne roja.

CAPÍTULO III

¡NO TIRES LA TOALLA!

5 estrategias para mantener la motivación

¿Pensabas que te damos toda la información sobre el Reto MH simplemente para alimentar tu curiosidad? ¡Por supuesto que no! Ahora te toca ponerte en marcha, aunque es importante que primero tengas una estrategia sólida para no decaer en los momentos más duros que seguro vivirás a lo largo de los cuatro próximos meses. ¡Mantente así en lo más alto!

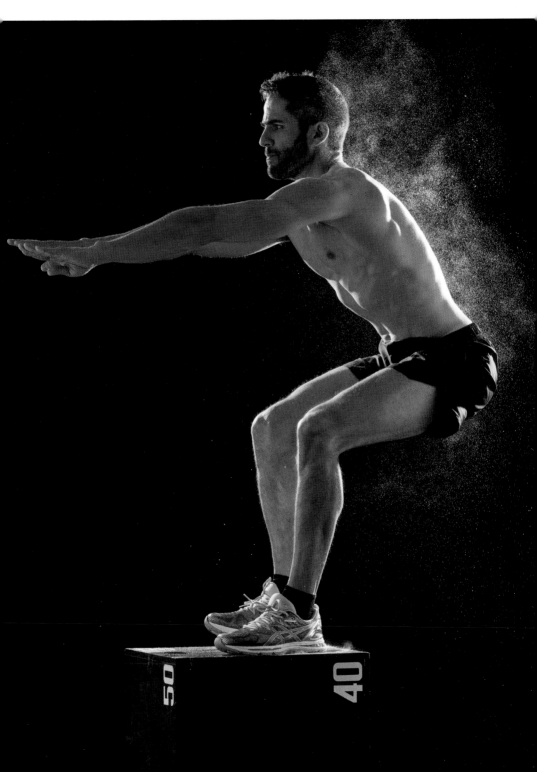

1. Aclara tus objetivos

Es tan importante que será uno de los fundamentos de tu Reto MH, así que dedícale a esta tarea el tiempo que merece. Este es el momento en que te preguntas seriamente "¿Qué pretendo conseguir?". Lo más probable es que, al hacerlo, la primera respuesta que te venga a la cabeza sea "Ponerme en forma". Y no es que la respuesta no sea correcta, pero sí es demasiado ambigua. Así que te toca abordarla por partes.

"Estar en forma" es una expresión muy poco concreta. Y, si no, pregúntate: ¿cuándo podría decirse que un hombre está en forma? ¿Cuando tiene unos bíceps enormes? ¿Cuando es capaz de correr un maratón? ¿Cuando puede hacer 10 dominadas seguidas? En realidad es una suma de factores, así que lo más recomendable es ir a por cada uno de ellos de manera específica.

Ha llegado el momento de cambiar ese "quiero estar en forma" por "quiero perder tres kilos en un mes", por ejemplo. Eso sí es un planteamiento concreto. Que tu objetivo sea ambicioso no significa que sea difuso y, mucho menos, irrealizable. Cuanto más mesurable sea, mejor. ¿Sabías que el 75% de los hombres que se apuntan a un gimnasio por primera vez abandonan antes de un año? ¿Y sabías que la mayor parte de ellos lo hace por no tener unos objetivos concretos y adaptados a sus posibilidades? La línea que separa la motivación de la frustración es en realidad muy fina; está bien que tomes como modelo de físico saludable a un tipo de nuestra portada y que eso te motive a trabajar cada vez más duro, pero es imprescindible que seas consciente de hasta dónde puedes llegar tú en el tiempo que te hayas propuesto. O, mejor aún: en el tiempo que un profesional experimentado te haya recomendado. Obviamente, a más tiempo, mejores resultados. Es muy habitual que las prisas den al traste con un plan de entrenamiento serio. Para evitarlo, por encima de todo, huye de las falsas promesas. Las utopías aquí van siempre de la mano del desánimo y el abandono. Si estás bien entrado en carnes o te sobran centímetros de ropa por todas partes, no vas a parecer salido de un anuncio de ropa interior en cuestión de unas semanas. Establece tus objetivos más inmediatos siempre en función de tus posibilidades actuales; verás que avanzas mejor y que a largo plazo conseguirás metas que antes te parecían impensables. ¡Roberto Leal ni siquiera soñaba con ser portada de Men's Health apenas unos meses antes de conseguirlo!

El Reto MH dura cuatro meses. Y no es por casualidad. Se trata de un periodo de tiempo que es razonable por un motivo muy sencillo: para quienes ya están acostumbrados a hacer ejercicio resulta suficiente para mejorar sus resultados globales. Y para los recién iniciados, es el tiempo en que el cuerpo asimila los cambios asociados a un estilo de vida más saludable. Ahí es donde realmente reside el espíritu del Reto MH: en el cambio. Su fin último no es la portada –aunque sí es el ejemplo más gráfico y la prueba más irrefutable de todo lo conseguido–, sino propiciar un verdadero cambio, marcar un antes y un después en la manera en que un hombre trabaja su salud. Porque sí: estamos hablando de algo más que estética. ¿O es que ya no recuerdas la palabra *Health* de nuestra cabecera?

2. Supera el bajón

El gran bajón suele darse entre el segundo y el tercer mes. Y tiene su explicación. A lo largo de las primeras cuatro semanas, los resultados suelen ser notables: al principio estarás animado por el cambio de hábitos y tu cuerpo no tardará en empezar a dar las primeras señales positivas: dormirás mejor y es muy probable que te encuentres más animado. Cuando las agujetas iniciales vayan remitiendo y notes que te recuperas cada vez más rápido de cada sesión, sentirás que el cambio de vida por el que te has decidido merece la pena. En torno a la cuarta semana de entrenamiento, las mejoras físicas empezarán a hacerse visibles. Además de ser muy reconfortante, suele funcionar como una inyección de moral que te ayudará a seguir adelante. Algunos viven en ese punto un momento de pequeña euforia, como le ocurrió al bueno de Uri Sabat. No sabemos si la Naturaleza lo ha hecho así expresamente, pero va muy bien para ganar en seguridad, porque a partir de ahí... viene lo más duro.

Tras los avances iniciales suele llegar un momento en que te estancas. Tranquilo: es una etapa que ha vivido hasta el más constante de los deportistas. Aquí es cuando arrecia el desánimo y, en consecuencia, cuando más hombres tiran la toalla. Para evitarlo, echa la vista atrás y retoma nuestros consejos del principio. Vuelve a hacerte las preguntas del comienzo y recuérdate a ti mismo las respuestas a cada una de ellas.

3. Paga un precio

A fin de cuentas, esto no es muy diferente al resto de tu vida: si quieres algo, debes estar dispuesto a pagar un precio por ello. En el Reto MH, eso significa ser más ordenado, más disciplinado y disponer de menos tiempo libre. Por eso, entre las cuestiones que debes plantearte al embarcarte en tu aventura han de figurar los sacrificios que estás dispuesto a hacer. ¿Renunciarás de veras a irte de cañas cada tarde al salir del trabajo? ¿Harás las debidas pausas en tu rutina diaria para comer lo que necesitas para avanzar?

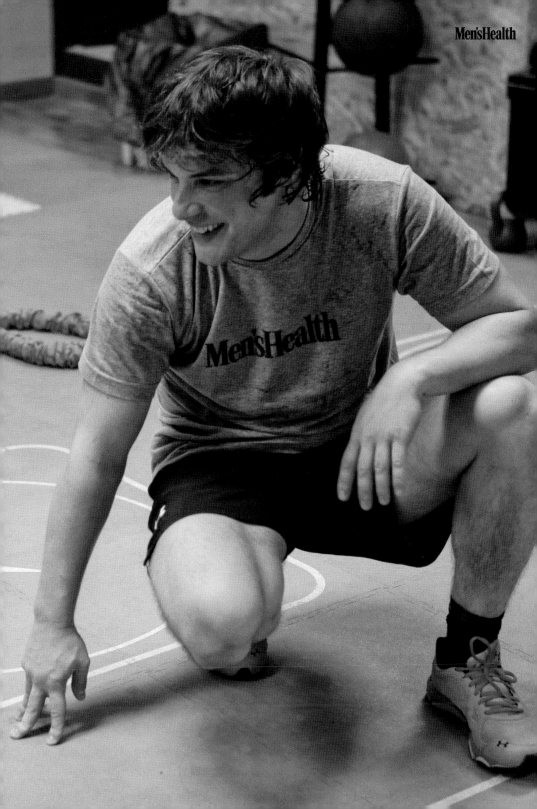

¿Estás decidido a crear un *planning* semanal de comidas e irás a hacer la compra puntualmente para cumplir con él? ¿Llevarás contigo todas las fiambreras con los alimentos que componen tu dieta? Si fumas, ¿lo dejarás finalmente?

La mayoría de nuestros retados coinciden en que el plan de alimentación fue, con diferencia, lo que más trastocó sus rutinas... Casi todo el mundo es capaz de encontrar huecos en su agenda para entrenar, pero lo de las comidas son palabras mayores. Y lo son por varias razones. La primera de ellas: pasar de las típicas tres comidas (desayuno, comida y cena) a cinco o seis diarias de menor cantidad supone dejar lo que estés haciendo para ir a comer cada dos o tres horas. La segunda razón es que añadir algunos alimentos y renunciar a otros tampoco es tarea fácil. Adoptar unos hábitos alimenticios más saludables es, más que un cambio radical, un proceso que es mejor desarrollar de manera paulatina. Conforme vayas reduciendo, por ejemplo, la cantidad de azúcar en tu día a día, sentirás que cada vez necesitas menos dulce. Lo mismo ocurre al incorporar a tu dieta alimentos hasta el momento desconocidos o ignorados por ti. La capacidad de adaptación de tu cuerpo incluye el poder educar el gusto hacia patrones más saludables y equilibrados, donde alimentos como las verduras o las frutas y modos de cocinar como el vapor o el horno tengan más protagonismo. Así es como se supera el concepto tradicional de "dieta" en el sentido de un régimen estricto lleno de prohibiciones que, con toda probabilidad, acabarás aborreciendo e incumpliendo, para abrazar lo que sencillamente es una forma más saludable de comer. ¡Eso también forma parte de "cambiar el chip"!

Dicho esto, también hemos de confesarte que sí hay restricciones tras un cuerpo de portada. Durante las últimas semanas antes de la sesión de fotos final, ninguno de ellos probó el alcohol y todos redujeron la ingesta de hidratos de carbono, en especial de los de tipo simple (pasta o harinas blancas y azúcares, especialmente) para sacar a relucir la mejor versión de cada uno.

4. Organiza tus comidas

Otra de las razones por las que el plan de alimentación suele resultar una de las partes más duras del Reto MH tiene que ver con la cesta de la compra. Si por algo se caracterizan la nevera y la despensa de un retado es por estar siempre llenas. Si no dispones de los alimentos necesarios en todo momento, multiplicas tus probabilidades de acabar recurriendo a cualquier otra opción, puede que más fácil pero también menos saludable. Por tanto, organizarte es básico. Es posible que algunos productos solo los encuentres en determinados comercios, y los alimentos frescos como la lechuga, el pescado sin congelar o frutas como las fresas no puedes comprarlos más de dos días antes de consumirlos, lo cual te obliga a ir a por ellos varias veces a la semana. Sin embargo, lo que más tiempo te requerirá será prepararlos. Salir de casa hacia el trabajo cada mañana con un arsenal de fiambreras listas para toda la jornada no es tan sencillo como parece. Además del entrenamiento, a tu rutina diaria se incorpora la costumbre de cocinar cada noche o bien temprano cada mañana lo que vas a consumir el resto del día. Si consigues adquirir y mantener en el tiempo ese hábito, tendrás recorrido más de la mitad del camino hacia el éxito.

5. Cambia de costumbres

El cambio en la organización del tiempo es solo el comienzo para los hombres que pasan por nuestro Reto. Muchos lectores nos preguntan cada año qué ocurre después de que el flamante protagonista haya salido en la portada. ¿Vuelve a recuperar peso? ¿Se convierte en un adicto al fitness? ¿Intenta mantener una vida saludable? Lo cierto es que depende de cada caso. Pero de algo sí nos ha quedado constancia: el Reto MH supuso para Roberto Leal, Uri Sabat, Paco Roncero y Jordi Cruz un punto de inflexión a partir del cual fueron más conscientes de lo mucho que influye el deporte y la alimentación en el bienestar de sus vidas.

El gran éxito del Reto MH es precisamente ese. Tener unos músculos más grandes, un abdomen más definido o un peso estable es más una consecuencia que una meta; es el síntoma de que se están haciendo bien muchas cosas: esfuerzo, entrenamiento exigente, actitud positiva, alimentación equilibrada, sueño reparador... Significa controlar los factores que más influyen en el bienestar y que, antes del Reto MH, nuestros hombres sencillamente los dejaban al azar. Todos los retados terminaron su puesta a punto con la sensación de tener un mayor control sobre sus vidas.

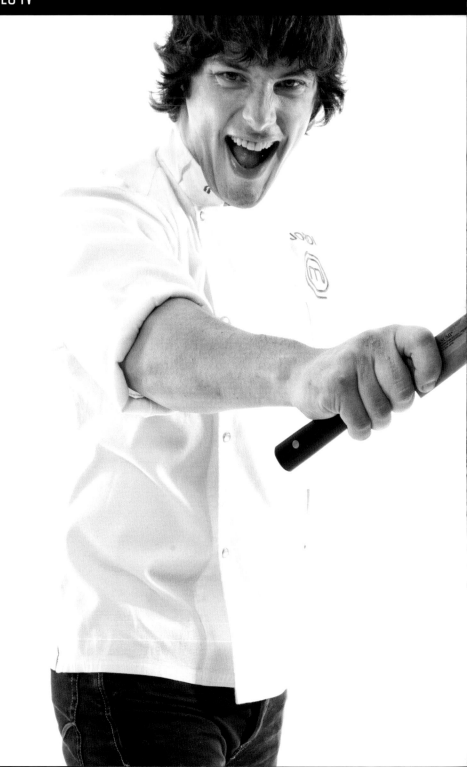

CAPÍTULO IV

COME ASÍ

Los 24 alimentos que te ayudarán a superar tu Reto MH

A continuación te desgranamos, uno por uno, los veinticuatro principales ingredientes que serán algo así como tu ejército aliado. Para nuestros cinco protagonistas del Reto MH fueron un denominador común. Te contamos cuáles son, qué te aportan, cómo cocinarlos, cómo acompañarlos y de qué manera adaptarlos según tus objetivos. El cambio empieza en tu cesta de la compra, así que... ¡buen provecho!

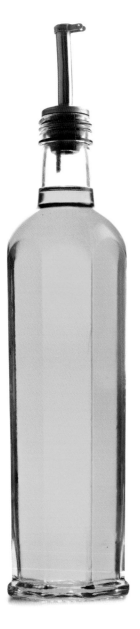

Aceite de oliva

El condimento perfecto

Es el ingrediente por excelencia de la dieta mediterránea. Y todo un elixir de salud, según numerosos estudios. Se trata de una grasa monoinsaturada que ayuda a reducir los niveles de LDL (conocido como "colesterol malo") y elevar los de HDL ("colesterol bueno"). La variedad virgen extra –procedente del prensado en frío– es especialmente rica en vitamina E, que es un potente antioxidante. Desempeña un papel muy importante en la asimilación del calcio, ayuda al hígado, previene el estreñimiento y ejerce un efecto positivo sobre la digestión, al reducir los ácidos del esófago, reduciendo así el riesgo de úlcera gástrica. También rebaja los niveles de glucemia en las personas diabéticas. Es el mejor aliado contra las enfermedades cardiovasculares, pero no te pases: 100 gramos contienen casi 900 calorías.

El mejor sustituto de: cualquier otro tipo de grasa. Para cocinar, es mejor que el aceite de girasol porque tiene más grasas poliinsaturadas, que le dan más calidad a sus grasas y hacen que soporte mejor las altas temperaturas.
Qué te aporta: ácidos grasos esenciales (que el organismo no puede sintetizar por sí solo), polifenoles (unos antioxidantes que te protegen contra los radicales libres y los metales pesados presentes en el ambiente o en determinados alimentos), vitamina E.
Cómo cocinarlo: lo mejor es tomarlo en crudo. Cuando el aceite de oliva alcanza una determinada temperatura (que oscila entre los 160 y 180 grados) comienza a degradarse y a generar toxinas. Reserva el aceite virgen extra para las ensaladas.

TABLA NUTRICIONAL POR 100 G

ENERGÍA 888 kcal	**CARBOHIDRATOS** 0 g
	PROTEÍNAS 0 g
GRASAS 100 g	
MONOINSATURADAS **73,7 g**	
POLIINSATURADAS **8,4 g**	**VITAMINAS**
SATURADAS **13,5 g**	VITAMINA E **2,4 mg**

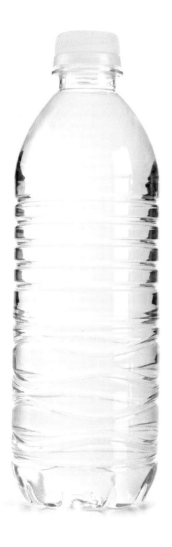

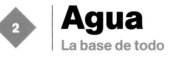

Agua
La base de todo

El líquido que dio origen a la vida está presente en la mayor parte de los alimentos, desde la carne hasta la fruta. Para mantenerte correctamente hidratado es importante que consumas dos litros de agua al día. En torno a esta cantidad hay bastantes mitos que se han ido alimentando a lo largo de muchos años. Lo cierto es que no hace falta que te mantengas pegado a una botella de agua, ya que gran parte de la cantidad recomendada proviene de la comida o de bebidas como café, infusiones, leche o zumos. Así pues, el agua embotellada supone solo una parte de esos dos litros diarios que necesitas. Cumplir con ellos ayudará a que tus músculos rindan más en cada entrenamiento, además de contribuir al equilibrio natural de tu cuerpo, que aunque está compuesto en un 60% por agua, la pierde constantemente a través del sudor, la orina o la respiración. Tomar la cantidad adecuada de agua cada día también te mantendrá alejado de la fatiga, los calambres y dolores musculares. A fin de cuentas, la deshidratación es uno de los grandes enemigos de un deportista.

La mejor sustituta de: cualquier bebida azucarada o con alcohol. Aunque tampoco vamos a decirte que te pidas un vaso de agua en una discoteca…
Qué te aporta: hidratación. Mejora el tránsito intestinal y la eliminación de residuos. Ayuda a evitar cálculos y piedras en los riñones. Disminuye el riesgo de enfermedades cardiovasculares. Mejora el rendimiento físico y mental.

TABLA NUTRICIONAL POR 100 G	
ENERGÍA 0 kcal	CARBOHIDRATOS 0 g
	PROTEÍNAS 0 g
MINERALES	
CALCIO 5 mg	
MAGNESIO 2 mg	VITAMINAS 0 mg
SODIO 1 mg	

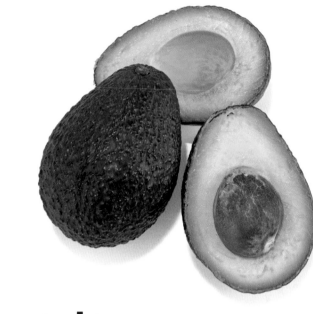

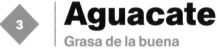

Aguacate
Grasa de la buena

3

¿Sabías que este pequeño de piel rugosa pertenece a la familia de las frutas? Aunque se trata de una fruta muy especial, ya que su perfil de nutrientes no se parece demasiado al resto. Es uno de los alimentos más completos que existen, ya que posee una buena cantidad de nutrientes esenciales. Contiene más potasio que los consabidos plátanos, por lo que regulan la presión arterial, y son muy utilizados en la cocina vegetariana. Aunque están compuestos en su mayor parte por grasas (lo que los convierte en un alimento hipercalórico), se trata de lípidos saludables, puesto que son de tipo monoinsaturado. Es más: no solo no aportan colesterol, sino que contribuyen a reducirlo. También regulan los niveles de azúcar en sangre. Eso sí: deberás comerlos con mesura a no ser que tu objetivo sea aumentar de peso.

El mejor sustituto de: complementos para ensaladas procesados y llenos de grasas saturadas.
Qué te aporta: grasas buenas. Controla la presión arterial. Reduce el riesgo de sufrir cáncer de próstata. Te protege de los radicales libres gracias a sus numerosos antioxidantes.
Cómo acompañarlo: es la guinda perfecta para casi todas las ensaladas y la estrella del guacamole. También puedes untarlo en el pan, incluirlo en los rollitos de sushi o cortarlo en daditos para meterlo en tus sándwiches.
Añádelo a tu lista si… quieres darle un toque de sabor a tu dieta sin tener que caer en alimentos ricos en grasas perjudiciales.

TABLA NUTRICIONAL POR 100 G

ENERGÍA 888 kcal	GRASAS 100 g	CARBOHIDRATOS 0 g	VITAMINAS
	MONOINSATURADAS 73,7 g	PROTEÍNAS 0 g	VITAMINA E 2,4 mg
	POLIINSATURADAS 8,4 g		
	SATURADAS 13,5 g		

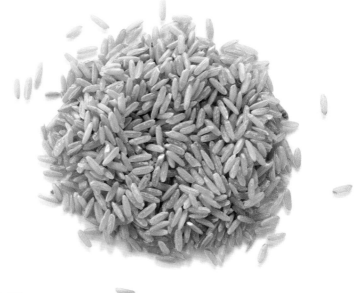

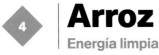

Arroz

Energía limpia

4

El cereal más consumido del mundo es el ingrediente más importante en la dieta de un montón de países, además de ser todo un abonado a las despensas de los deportistas. Cocinarlo es fácil y soporta con dignidad casi todas las mezclas, desde la verdura hasta la carne o el marisco. Pero ¿por qué la variedad integral es más recomendable? Pues porque, al conservar su capa externa (el salvado), mantiene una mayor cantidad de fibra, vitaminas y minerales. Además, el arroz integral tiene un índice glucémico bajo, por lo que no altera los niveles de insulina y te sacia durante más tiempo. Se trata, en resumen, de una fuente de carbohidratos complejos y de calidad. Eso sí: a pesar de la creencia popular, el arroz integral ni tiene menos calorías (es más, aporta algunas más) ni menos grasas que el arroz blanco, aunque sí posee más proteína.

El mejor sustituto de: los carbohidratos simples, como el azúcar. Perfecto como tentempié de media mañana en lugar de aperitivos grasientos. ¡Siempre integral!

Qué te aporta: hidratos de carbono. La variedad integral tiene un bajo índice glucémico y libera la energía de manera progresiva, evitando los picos de insulina y, por tanto, los ataques de hambre.

Cómo acompañarlo: con verduras, hortalizas, carnes, pescados, marisco… es la guarnición perfecta para tus comidas de mediodía.

Añádelo a tu lista si… quieres tener energía para rendir en tus entrenamientos y buscas una fuente de proteínas de origen vegetal.

TABLA NUTRICIONAL POR 100 G

			VITAMINAS	MINERALES
ENERGÍA 387 kcal	**GRASAS** 0,9 g	**CARBOHIDRATOS** 86 g	VITAMINA E 0,3 mg	CALCIO 10 mg
AGUA 5,9 g	MONOINSATURADAS 0,23 g	**PROTEÍNAS** 7 g	VITAMINA B6 0,3 mg	HIERRO 0,5 mg
	POLIINSATURADAS 0,32 g		NIACINA 3,1 mg	POTASIO 110 mg
	SATURADAS 0,21 g		RIBOFLAVINA 0,03 mg	MAGNESIO 13 mg
			TIAMINA 0,05 mg	SODIO 6 mg
				FÓSFORO 100 mg

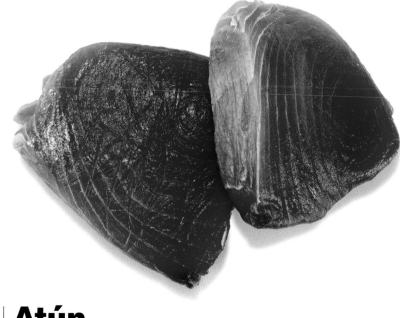

Atún

Fuente marina de proteínas

Este delicioso pescado es uno de los mejores aliados de tus músculos gracias a su cantidad de proteínas de alto valor biológico (23%), que son las que tu cuerpo asimila mejor. Por otro lado, su elevado aporte de vitaminas de tipo B contribuye al aprovechamiento de los macronutrientes (proteínas, carbohidratos y grasas) por parte de tu organismo. A pesar de que su carne es rica en grasa, se trata en gran parte de ácidos omega-3, que ayudan a combatir el colesterol y los triglicéridos. Cuando compres filetes de atún, fíjate en el color: debe ser rojo intenso, nunca rosado ni marrón; si fuera rosado querría decir que el atún ha sido tratado con gas conservante. Cuando se trate de la variedad en lata, opta por el bonito al natural, ya que contiene tres veces más ácidos omega-3 por cada 30 gramos que el atún claro.

El mejor sustituto de: las meriendas rebosantes de azúcar. Con una o dos latas acompañadas de un poco de pan integral o de pavo, tendrás un tentempié perfecto para media tarde.

Qué te aporta: proteínas, vitaminas B2, B3, B6, B9 y B12, y un montón de selenio, el cual además de mantener tu piel tersa y suave, te protege frente a los rayos solares.

Cómo acompañarlo: con té verde. Uno de los pocos inconvenientes del atún es que puede aportar pequeñas cantidades de mercurio. El té verde puede neutralizarlo en un 92%, según un reciente estudio de la Universidad de Indiana (Estados Unidos).

Añádelo a tu lista si... quieres disponer de proteínas de alto valor biológico en un pescado que resulta muy fácil de cocinar.

TABLA NUTRICIONAL POR 100 G

ENERGÍA 200 kcal	GRASAS 12 g	PROTEÍNAS 23 g	VITAMINAS		MINERALES	
AGUA 65 g	MONOINSATURADAS 2,39 g		VITAMINA B6 0,41 mg		CALCIO 38 mg	SODIO 40 mg
			NIACINA 17,8 mg		HIERRO 1,3 mg	FÓSFORO 200 mg
	POLIINSATURADAS 3,07 g		RIBOFLAVINA 0,2 mg		POTASIO 40 mg	SELENIO 78 ug (en escabeche)
			TIAMINA 0,04 mg		MAGNESIO 28 mg	ZINC 1,1 mg
	SATURADAS 2,77 g					

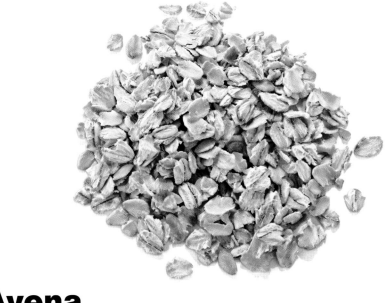

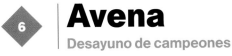

Avena
Desayuno de campeones

6

Este cereal es un fijo de los deportistas que demandan más energía. Diversos estudios han demostrado su capacidad para reducir el riesgo de padecer enfermedades cardíacas, hipertensión y diabetes tipo 2. Las dos versiones más comunes en el mercado español son en forma de copos o de salvado. Esta segunda es más recomendable porque propicia una absorción más lenta de la glucosa. Lo mejor es tomar la avena en el desayuno, ya que tiene un alto aporte calórico y, de hecho, es el cereal con más grasas. Pero también te ofrece una buena dosis de proteínas de alto valor biológico. ¿La avena sola te resulta demasiado sosa? Prueba a mezclarla con un poco de fruta o añádele un toque de canela.

La mejor sustituta de: el maíz, ya que su índice glucémico es inferior y, por tanto, la liberación de la energía se produce de una manera más progresiva. Además, tanto la calidad de las proteínas como el poder saciante del maíz son menores.
Qué te aporta: energía duradera gracias a sus carbohidratos complejos, proteínas de calidad, grasas no saturadas y vitaminas del tipo B (que contribuyen a asimilar las proteínas).
Cómo acompañarla: con leche, para completar la cantidad de aminoácidos esenciales que te aporta.
Añádelo a tu lista si... eres de los que entrenan por la mañana o realizan algún tipo de ejercicio aeróbico.

TABLA NUTRICIONAL POR 100 G

ENERGÍA 401 kcal	GRASAS 6,9 g	PROTEÍNAS 16,9 g	VITAMINAS	MINERALES
	MONOINSATURADAS 2,2 g		VITAMINA E 0,7 mg	CALCIO 54 mg
AGUA 0 g	POLIINSATURADAS 2,5 g	CARBOHIDRATOS 66,3 g	NIACINA 0,96 mg	HIERRO 4,72 mg
	SATURADAS 1,2 g	FIBRA 10,6 g	VITAMINA B5 1,35 mg	POTASIO 429 mg
			RIBOFLAVINA 0,14 mg	MAGNESIO 177 mg
			TIAMINA 0,76 mg	SODIO 2 mg
				FÓSFORO 523 mg
				ZINC 3,97 mg

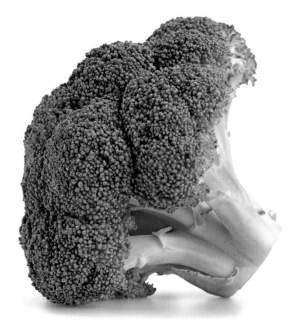

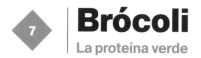

Brócoli

La proteína verde

Esta verdura no guarda un cierto parecido con el increíble Hulk por casualidad: uno solo de sus tallos te proporciona tres gramos de proteínas, casi tanto como unos 30 gramos de pechuga de pollo. Por si eso fuera poco, numerosos estudios han demostrado su protección frente al cáncer de colon −el más común entre los hombres− y su aporte de zinc lo convierte en un gran aliado de la próstata. Los betacarotenos que le dan su característico color verde actúan como potentes antioxidantes ante la acción de los radicales libres, protegiéndote así del envejecimiento prematuro. Contiene una buena dosis de vitamina C, además de otras muchas vitaminas y minerales.

El mejor sustituto de: otras verduras que sueltan mucha agua cuando las cocinas y, por tanto, pierden calidad en su textura, como las acelgas.

Qué te aporta: un cóctel de masculinidad como pocos vegetales.

Cómo acompañarlo: mejor al vapor o a la plancha acompañando carnes blancas como el pollo, aunque con pescados a la plancha también combina a la perfección.

Añádelo a tu lista si... quieres asegurarte una larga vida (y saciar tu hambre por el camino).

TABLA NUTRICIONAL POR 100 G

ENERGÍA 26 kcal	GRASAS 0,4 g	PROTEÍNAS 3 g	VITAMINAS	MINERALES
	POLIINSATURADAS 0,2 g		VITAMINA E 1 mg	CALCIO 93 mg
AGUA 90,7 g	SATURADAS 0,07 g	CARBOHIDRATOS 2,4 g	VITAMINA B5 0,9 mg	HIERRO 1,4 mg
		FIBRA 3 g	VITAMINA B6 0,19 mg	POTASIO 370 mg
			VITAMINA C 110 mg	MAGNESIO 25 mg
			RIBOFLAVINA 0,13 mg	SODIO 13 mg
			TIAMINA 0,1 mg	FÓSFORO 67 mg
				ZINC 0,6 mg

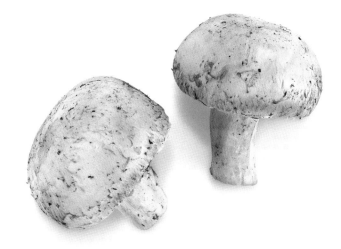

Champiñones

Tus pequeños defensores

El tipo de hongo más consumido del mundo posee ergotioneína, un antioxidante que protege a tus células del envejecimiento prematuro. Eso se traduce en un menor riesgo de sufrir cáncer. Como la mayor parte de las setas, su contenido en agua es muy alto, por lo que su poder hidratante (y saciante) es elevado. Por el contrario, sus cantidades de grasas y carbohidratos son bajas, por lo que suelen aparecer en las dietas para perder peso. El secreto de su éxito está en los minerales: su contenido en potasio lo convierten en un aliado de tus músculos y en un alimento diurético, indicado para las personas que tienden a retener líquido. Su dosis de fósforo te asegura un buen rendimiento en el trabajo o los estudios.

Los mejores sustitutos de: la carne roja, aunque con matices. Algunos los denominan "las hamburguesas vegetales".

Qué te aportan: un montón de antioxidantes y sensación de saciedad a cambio de poquísimas calorías.

Cómo acompañarlos: con una copa de vino tinto, que disparará su poder antioxidante gracias al resveratrol.

Añádelos a tu lista si... quieres perder peso sin sufrir el efecto de los radicales libres que se desprenden tras un excesivo consumo de oxígeno.

TABLA NUTRICIONAL POR 100 G

ENERGÍA 14 kcal	GRASAS 0,5 g	PROTEÍNAS 2,25 g	VITAMINAS	MINERALES
	MONOINSATURADAS 0,07 g	CARBOHIDRATOS 0,07 g	VITAMINA E 0,1 mg	CALCIO 19 mg
AGUA 95,7 g	SATURADAS 0,12 g		VITAMINA B6 0,06 mg	HIERRO 0,8 mg
		FIBRA 1,5 g	VITAMINA C 1,7 mg	POTASIO 121 mg
			NIACINA 1,2 mg	MAGNESIO 15 mg
			RIBOFLAVINA 0,19 mg	SODIO 319 mg
			TIAMINA 0,02 mg	FÓSFORO 69 mg
				ZINC 0,1 mg

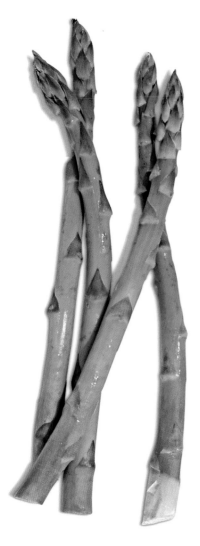

◆ 9 | # Espárragos verdes
La fuente de la eterna juventud

Dos características convierten a los espárragos en un alimento especialmente indicado para los hombres: su ayuda contra la alopecia, gracias a la metionina (la misma sustancia que le da a tu orina ese olor después de comerlos), y su contribución a aumentar tu libido y fertilidad, gracias al zinc. El folato puede protegerte de las enfermedades del corazón y reducir el riesgo de obesidad, además de intervenir en la creación de células nuevas, razón por la cual se le atribuyen cualidades rejuvenecedoras. Su vitamina K, además, protege tus huesos. Suelen aparecer en las dietas destinadas a perder peso, ya que su carga calórica es muy baja y tienen un efecto diurético. Son perfectos como guarnición para tus cenas.

Los mejores sustitutos de: las féculas menos nutritivas que suelen acompañar a los pescados y aves.
Qué te aportan: una buena dosis de fibra y la protección que tus músculos necesitan gracias a su proporción de potasio.
Cómo acompañarlos: además de utilizarlos como guarnición, pruébalos en revueltos y tortillas.
Añádelos a tu lista si... buscas dar un toque fresco y de sabor a tus platos sin añadir demasiadas calorías.

TABLA NUTRICIONAL POR 100 G

ENERGÍA 20 kcal	GRASAS 0,12 g	PROTEÍNAS 2,20 g	VITAMINAS	MINERALES
	POLIINSATURADAS 0,05 g		VITAMINA B6 0,091 mg	CALCIO 24 mg
AGUA 93,2 g		CARBOHIDRATOS 3,88 g	VITAMINA C 5,6 mg	HIERRO 2,14 mg
			NIACINA 0,97 mg	POTASIO 202 mg
		FIBRA 2,1 g	RIBOFLAVINA 0,14 mg	MAGNESIO 14 mg
			TIAMINA 0,14 mg	SODIO 2 mg
				FÓSFORO 52 mg
				ZINC 0,54 mg

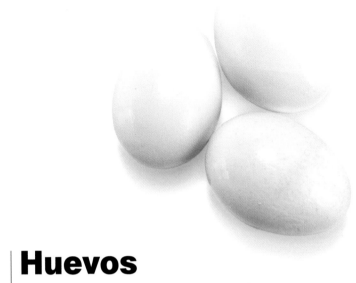

Huevos

El alimento más completo del mundo

10

Cuando se habla del valor biológico de las proteínas de un determinado alimento, se está haciendo referencia a la cantidad total de esas proteínas que asimila tu organismo. Y aquí, el huevo gana por goleada al resto, ya que su valor es de 94 sobre 100. El huevo de gallina te aporta todos los aminoácidos esenciales, que son los que el cuerpo no sintetiza por sí solo y necesita obtener a través de la dieta. Los aminoácidos son los que componen las proteínas, indispensables para ganar músculo. De hecho, un huevo entero contiene más vitaminas y minerales por caloría que cualquier otro alimento. Su versatilidad es tan grande que prácticamente no se la puede comparar con la de ningún otro. Si lo comes entero, no olvides que su energía procede de sus grasas saludables.

Los mejores sustitutos de: las clásicas tortitas del desayuno. Quédate con las claras para hacer tortitas más sanas. ¿Demasiado aburridas para ti? Añádeles sacarina, un poco de canela o acompáñalas de piña.

Qué te aportan: un buen puñado de vitaminas, grasas saludables, antioxidantes, proteínas de primerísima calidad y energía.

Cómo acompañarlos: la piña es una buena compañera porque contiene bromelina, una sustancia que te ayuda a asimilar mejor las proteínas del huevo.

Añádelos a tu lista si… siempre. Los huevos son uno de los alimentos más básicos. No te limites a los de gallina y prueba los de codorniz o los de pato.

TABLA NUTRICIONAL POR 100 G

ENERGÍA 150 kcal	GRASAS 11,1 g	PROTEÍNAS 2,20 g	VITAMINAS	MINERALES
	MONOINSATURADAS 3,97 g		VITAMINA E 1,11 mg	CALCIO 57 mg
	POLIINSATURADAS 1,74 g	CARBOHIDRATOS 3,88 g	VITAMINA B6 0,12 mg	HIERRO 1,9 mg
AGUA 76,4 g	SATURADAS 3,1 g		NIACINA 3,8 mg	POTASIO 130 mg
		FIBRA 2,1 g	RIBOFLAVINA 0,47 mg	MAGNESIO 12 mg
			TIAMINA 0,09 mg	SODIO 140 mg
				FÓSFORO 200 mg
				ZINC 1,3 mg

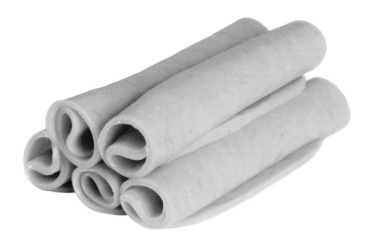

 11

Jamón cocido
El embutido más saludable

Este habitual de los sándwiches es un alimento rico en proteínas y aporta pocas grasas y calorías, aunque (como cualquier otro embutido) es alto en sodio, por lo que debes tomarlo con moderación. Piensa que para elaborar 100 gramos de jamón cocido es necesario utilizar 850 gramos de sodio. Consumido en cantidades adecuadas, es una de las opciones más saludables para picar entre horas, y además es fácil de combinar con otros alimentos ligeros. A la hora de elegirlo en el supermercado, recuerda que el de color rosado intenso está más procesado que el de tonos más pálidos. Opta siempre por el jamón cocido bajo en sal y asegúrate de que es categoría extra, ya que los de otro tipo suelen llevar incorporados azúca-res, almidones y otros aditivos; si te fijas bien, en este caso la etiqueta hablará de "fiambre de jamón".

El mejor sustituto de: cualquier otro fiambre, como el salami o el chorizo.
Qué te aporta: proteínas a cambio de muy pocas grasas y calorías. ¡Y ojo! También considerables cantidades de sodio y algo de colesterol.
Cómo acompañarlo: con atún al natural, con un poco de pan integral o con algo de fruta fresca.
Añádelo a tu lista si… quieres tener siempre a mano un tentempié saludable para media mañana o media tarde.

TABLA NUTRICIONAL POR 100 G

ENERGÍA 114 kcal	GRASAS 3 g	PROTEÍNAS 21 g	VITAMINAS	MINERALES
	MONOINSATURADAS 1,4 g		VITAMINA E 0,08 mg	CALCIO 9,6 mg
AGUA 75,6 g	POLIINSATURADAS 0,36 g	CARBOHIDRATOS 0,4 g	VITAMINA B5 1,03 mg	HIERRO 2,1 mg
	SATURADAS 1,1 g		RIBOFLAVINA 0,18 mg	POTASIO 270 mg
			TIAMINA 0,46 mg	MAGNESIO 17,5 mg
				SODIO 970 mg
				FÓSFORO 239 mg
				ZINC 2,8 mg

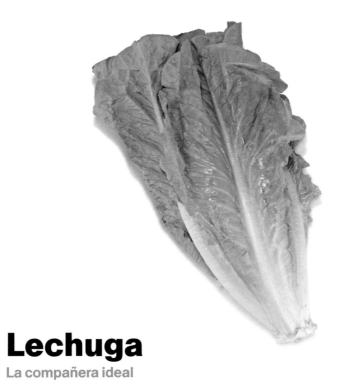

Lechuga

12

La compañera ideal

En realidad, hablar simplemente de "lechuga" es generalizar demasiado. Bajo este nombre se encuentran la variedad iceberg, la romana, la roja, la escarola, la rúcula, la endivia, los canónigos, la achicoria... Generalmente, todas sus variedades actúan como un alimento diurético debido a su alta concentración de agua y son muy digestivas, por lo que suelen quedar bien casi en cualquier plato, además de ser las protagonistas indiscutibles de la ensalada. También combaten la placa que obstruye las arterias (colesterol), de manera que son un seguro contra la arterioesclerosis. La luteína presente en ellas puede reducir hasta en un 42% tu riesgo de padecer degeneración macular. La rúcula y la escarola son especialmente sabrosas, aunque hay una extraña variedad que les gana a todas: la mostaza japonesa.

La mejor sustituta de: las patatas fritas. Piénsalo: la mayor parte de las veces que las comes, ¿acaso no podrías cambiarlas por lechugas crujientes, frescas y variadas?

Qué te aporta: sobre todo, agua y fibra. Es decir: ayudan a sentirte saciado antes y, por tanto, son un freno al consumo de calorías extra.

Cómo acompañarla: con casi todo, aunque el chorrito de aceite de oliva virgen extra y un poco de vinagre o unas gotas de limón siempre realzan su sabor y redondean sus nutrientes.

Añádela a tu lista si... quieres tener ensaladas de lo más variado o una saludable guarnición para la cena que no tengas que cocinar.

TABLA NUTRICIONAL POR 100 G

ENERGÍA 16 kcal	GRASAS 0,6 g	PROTEÍNAS 1,13 g	VITAMINAS	MINERALES
	POLIINSATURADAS 0,37 g		VITAMINA E 0,51 mg	CALCIO 34,7 mg
	SATURADAS 0,12 g	CARBOHIDRATOS 1,4 g	VITAMINA B6 0,06 mg	HIERRO 1 mg
AGUA 95,2 g			RIBOFLAVINA 0,07 mg	MAGNESIO 8,7 mg
			NIACINA 0,6 mg	ZINC 0,23 mg
			TIAMINA 0,06 mg	

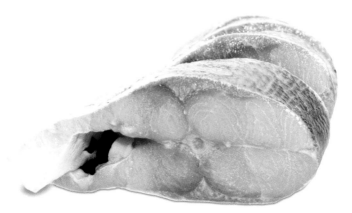

13

Merluza
Tu aliada marina para perder peso

El pescado más consumido en España te ofrece bastantes proteínas de alto valor biológico a un precio muy bajo, ya que su índice calórico y de grasas es ínfimo; es la principal ventaja de ser un pescado blanco. Por eso es idónea en las dietas cuyo objetivo es perder peso. La mayor parte de sus vitaminas son del tipo B, que son las que ayudan a asimilar muchos otros nutrientes y las que intervienen en la creación de material genético. También contribuye a rebajar la tensión y el colesterol LDL. Al cocinarla, recuerda que tanto sus claves nutricionales como su sabor residen en el agua interna, por lo que deberías elegir un método que la conserve al máximo (por ejemplo, colocando una tapa sobre la sartén). Si la cueces, no olvides que el pescado se cocina a 70 grados, y que si llega a 100 comenzará a perder su estructura y, por tanto, sus cualidades.

La mejor sustituta de: el pescado frito. Siempre que la hagas al horno, a la plancha o la cuezas.
Qué te aporta: proteínas de muy buena calidad con poquísimas grasas y calorías.
Cómo acompañarla: con tomates y espárragos verdes hace una combinación muy nutritiva.
Añádela a tu lista si… quieres una cena rápida de preparar y que te recargue los músculos.

TABLA NUTRICIONAL POR 100 G

ENERGÍA 65 kcal	GRASAS 1,8 g	PROTEÍNAS 11,93 g	VITAMINAS	MINERALES
	MONOINSATURADAS 0,43 g		VITAMINA E 0,35 mg	CALCIO 33,1 mg
AGUA 86,3 g	POLIINSATURADAS 0,46 g	CARBOHIDRATOS 1,4 g	VITAMINA B6 0,16 mg	HIERRO 1,1 mg
	SATURADAS 0,35 g		RIBOFLAVINA 0,09 mg	MAGNESIO 25,1 mg
			NIACINA 8,53 mg	SODIO 101 mg
			TIAMINA 0,09 mg	IODURO 27 ug
				SELENIO 36 ug
				ZINC 0,37 mg

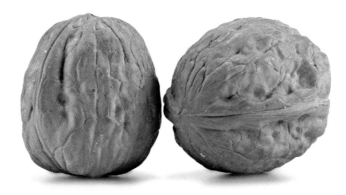

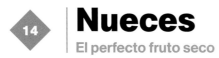

Nueces

El perfecto fruto seco

Si tuvieras que llevarte a una isla desierta solo unos pocos alimentos para sobrevivir, uno de ellos debería ser las nueces. Son más ricas en ácidos grasos omega-3 que el salmón salvaje, contienen más polifenoles que el vino tinto, mejoran la elasticidad de los vasos sanguíneos… en resumen, son prácticamente como medicamentos con cáscara. ¡Y hay variedad en ellas! Las nueces de Brasil, por ejemplo, ayudan a proteger tus espermatozoides, mientras que las pacanas derrochan vitamina E y las de macadamia son enemigas del colesterol. Pero la más común en España es también un aperitivo perfecto que te ayudará a reponer energías después de un entrenamiento o contribuirá a llenar tu depósito antes de una carrera o una sesión de CrossFit, por ejemplo. Su forma no recuerda al cerebro humano por casualidad:

estimulan la comunicación neuronal y ayudan a crear nuevas células nerviosas. La única pega: son hipercalóricas; cuatro o cinco unidades al día son suficientes si estás entrenando.

Las mejores sustitutas de: los cacahuetes, que suelen llevar toneladas de sal.
Qué te aportan: todo lo bueno que te puedas imaginar: grasas saludables, fibra, antioxidantes, proteínas, grandes cantidades de potasio…
Cómo acompañarlas: solas, en ensaladas, en postres o con yogur, siempre dan un toque crujiente. ¿Quieres potenciarlo? Dóralas ligeramente en el horno, sin aceite.
Añádelas a tu lista si… quieres energía inmediata, además de vivir mucho y muy bien.

TABLA NUTRICIONAL POR 100 G

ENERGÍA 595 kcal	GRASAS 59 g	PROTEÍNAS 14 g	VITAMINAS	MINERALES
	MONOINSATURADAS 12,4 g	CARBOHIDRATOS 3,3 g	VITAMINA E 0,8 mg	CALCIO 77 mg
AGUA 18,5 g	POLIINSATURADAS 40,23 g		VITAMINA B6 0,73 mg	HIERRO 2,3 mg
	SATURADAS 6,43 g		RIBOFLAVINA 0,12 mg	POTASIO 690 mg
			NIACINA 3,5 mg	MAGNESIO 140 mg
			TIAMINA 0,3 mg	SODIO 3 mg
				IODURO 9 ug
				SELENIO 19 ug
				ZINC 2,1 mg

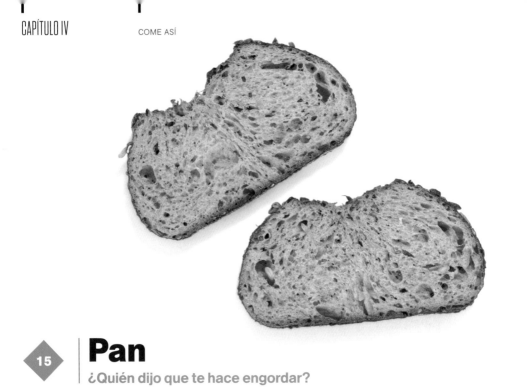

15 | **Pan**
¿Quién dijo que te hace engordar?

He aquí el alimento más básico y, sin embargo, uno de los más denostados en los últimos años. Esta insignia de la dieta mediterránea es el blanco de muchas críticas injustificadas, hasta el punto de haberse reducido drásticamente su consumo hoy en día. Es cierto que te aporta muchas calorías, pero no más que otros cereales, como el arroz. Lo importante es controlar el tipo de pan, las cantidades y los momentos del día en que lo comes. Olvídate del pan de molde. Optar por la variedad integral es siempre un acierto, ya que te aporta más fibra y su índice glucémico es menor. Podrás prescindir de él de forma pasajera en tu dieta si lo que quieres es perder peso, aunque tendrás que sustituirlo por otros carbohidratos. En cambio, si lo que quieres es ganar músculo, el pan integral debería formar parte de tus desayunos o comidas de media mañana.

El mejor sustituto de: la bollería industrial.
Qué te aporta: fibra, hidratos de carbono complejos, recarga de energía tras un entrenamiento…
Cómo acompañarlo: con unas gotas de aceite de oliva virgen extra, tomate maduro y pavo podrás hacer un bocadillo rico y muy saludable.
Añádelo a tu lista si… no quieres renunciar a una de las bases de la dieta mediterránea y de la pirámide alimenticia.

TABLA NUTRICIONAL POR 100 G

ENERGÍA 251 kcal	GRASAS 3 g	PROTEÍNAS 10,9 g	VITAMINAS	MINERALES
	MONOINSATURADAS **1,4 g**		VITAMINA E **0,66 mg**	CALCIO **99 mg**
AGUA 36,1 g	POLIINSATURADAS **0,8 g**	CARBOHIDRATOS 44 g	VITAMINA B6 **0,32 mg**	HIERRO **3,77 mg**
	SATURADAS **0,7 g**		VITAMINA B12 **0,08 ug**	POTASIO **222 mg**
			VITAMINA C **0,3 mg**	MAGNESIO **58 mg**
			RIBOFLAVINA **0,33 mg**	SODIO **3 mg**
			NIACINA **6,67 mg**	IODURO **5 ug**
			TIAMINA **0,35 mg**	SELENIO **32,1 ug**
				ZINC **1,38 mg**

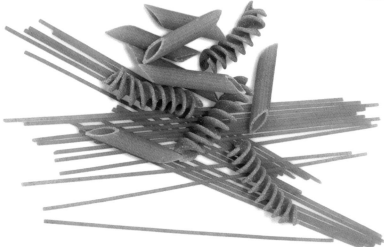

16

Pasta integral
Tu aliada para estar a tope

En cierta manera, le ha sucedido algo parecido a lo que ha vivido el pan: se la ha acusado de delitos que no ha cometido. Lo cierto es que incorporar la pasta integral a tu dieta, lejos de hacerte ganar peso, puede ayudarte a perderlo. Y eso se debe a su cantidad de fibra y a su manera de liberar energía en tu organismo, de manera gradual. Este alimento te ayuda a mantener controlados tus niveles de insulina (la hormona responsable de que acumules esa grasa que tapa tu six-pack) y es una manera saludable de mantenerte saciado durante más tiempo, evitando así que entre horas caigas en las garras de algún aperitivo procesado y lleno de grasas, sal o azúcar. Para aderezarla, olvídate de la mahonesa, la nata y otras salsas; nada mejor que un chorrito de aceite de oliva, tomate natural, albahaca y alguna especia.

La mejor sustituta de: la pasta blanca o incluso de la pasta enriquecida, cuyos valores glucémicos siempre son más altos debido a estar hecha de harina refinada.

Qué te aporta: carbohidratos adecuados para tener energía al entrenar, fibra, antioxidantes, mucha vitamina B3 (niacina), poquísimas grasas y una dosis nada desdeñable de proteínas.

Cómo acompañarla: con aderezos sencillos bajos en grasas. Como acompañamiento, resiste casi todo: aves, carnes, verduras, pescados, quesos… ¿La guinda? Una hierba aromática.

Añádela a tu lista si… quieres rendir al máximo en tus entrenamientos más intensos.

TABLA NUTRICIONAL POR 100 G

ENERGÍA 347 kcal	GRASAS 2,5 g	PROTEÍNAS 13,4 g	VITAMINAS	MINERALES
	MONOINSATURADAS 0,3 g	CARBOHIDRATOS 66,2 g	VITAMINA B5 0,98 mg	CALCIO 40 mg
	POLIINSATURADAS 1,1 g		RIBOFLAVINA 0,14 mg	HIERRO 3,63 mg
	SATURADAS 0,4 g		NIACINA 6,2 mg	MAGNESIO 143 mg
			TIAMINA 0,49 mg	SODIO 8 mg
				FÓSFORO 258 mg
				COBRE 0,45 mg
				SELENIO 73 ug
				ZINC 2,37 mg

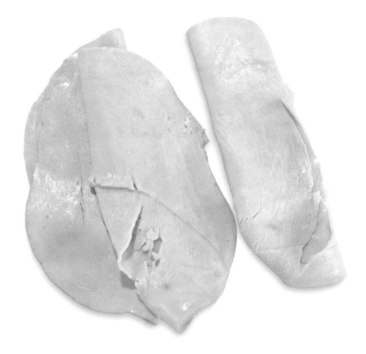

17

Pavo

Proteínas sin remordimientos

Es el único embutido que puedes tomar en la cantidad que quieras, siempre y cuando elijas la variedad baja en sal. Quizá es por eso que le ha ganado tanto terreno al jamón cocido en los últimos años. Aporta muy pocas calorías y aún menos grasas y, en cambio, una considerable cantidad de proteínas. Es perfecto para llevar al trabajo y comer a media mañana o como merienda, ya sea solo o en bocadillo. Si tu objetivo es ganar masa muscular, la pechuga de pavo debería formar parte de tus desayunos cada día. Los aficionados al fitness suelen conocerla bien… o eso creen ellos. Atento a su etiqueta: si pone "fiambre de pavo"

lleva féculas, agua, azúcar, potenciadores del sabor y proteínas añadidas, que mejoran su sabor y su aspecto, pero que lo hacen menos natural.

El mejor sustituto de: embutidos como el chorizo, el salami o el beicon.
Qué te aporta: básicamente, proteínas.
Cómo acompañarlo: en el desayuno, con variedad de frutas y carbohidratos complejos, como avena o pan integral.
Añádelo a tu lista si… buscas una sencilla fuente de proteínas sin grasas para llevar a cualquier lado.

TABLA NUTRICIONAL POR 100 G				
ENERGÍA 101 kcal	**GRASAS 0,8 g**	**PROTEÍNAS 19,3 g**	**MINERALES**	
	MONOINSATURADAS 0,24 g		CALCIO 15 mg	SODIO 1004 mg
AGUA 77,5 g	POLIINSATURADAS 0,14 g	**CARBOHIDRATOS 3,6 g**	HIERRO 1,11 mg	FÓSFORO 276 mg
	SATURADAS 0,23 g		POTASIO 262 mg	ZINC 1 mg
			MAGNESIO 28 mg	

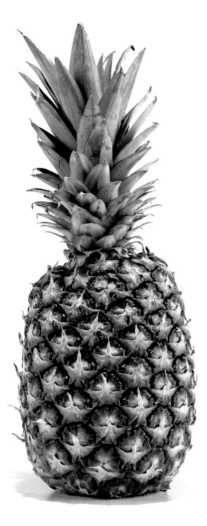

18

Piña

La dulce animadora de tus músculos

Es la fruta con mejor fama tanto entre los que quieren perder peso como entre los que quieren ganar músculo. Y hay razones de sobra para ello. Por un lado, actúa como un potente laxante, diurético y desinfectante, lo que, unido a su poder saciante, la convierte en una aliada contra la ganancia de peso. Por otro lado, contiene mucha bromelina, una enzima que contribuye a que tu cuerpo asimile las proteínas procedentes de otros alimentos, entre otras funciones. También es un sabroso cóctel de vitaminas con un aporte calórico bajo (debido a su alta concentración de agua), un perfil de carbohidratos complejos y un montón de antioxidantes, entre los que se encuentran algunos protectores frente al cáncer de colon. Es un postre 10 gracias a sus demostradas propiedades digestivas. Eso sí: ni se te ocurra seguir la famosa "dieta depurativa de la piña" ni creerte que quema grasas por sí sola.

La mejor sustituta de: cualquier postre industrial, como las natillas, los flanes o los pastelitos.
Qué te aporta: la capacidad para asimilar las proteínas. Y una buena digestión asegurada.
Cómo acompañarla: con nada. Disfrútala sola para apreciar todo su sabor.
Añádela a tu lista si... quieres aprovechar cada gramo de proteínas que tomas y quieres completar tus desayunos con un seguro anticatarros.

TABLA NUTRICIONAL POR 100 G

ENERGÍA 49 kcal	VITAMINAS	MINERALES	
AGUA 86,5 g	VITAMINA A 13 ug	CALCIO 12 mg	SODIO 2 mg
	VITAMINA B6 0,09 mg	HIERRO 0,5 mg	FÓSFORO 11 mg
FIBRA 1,2 g	VITAMINA C 20 mg	POTASIO 250 mg	IODURO 30 ug
	VITAMINA E 0,1 mg	MAGNESIO 14 mg	ZINC 0,15 mg
PROTEÍNAS 0,5 g	NIACINA 0,3 mg		
	RIBOFLAVINA 0,02 mg		
CARBOHIDRATOS 11,5 g	TIAMINA 0,07 mg		

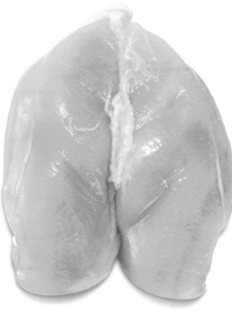

19 | **Pollo**
La carne más saludable

Es, probablemente, el primer alimento que se lanza a comprar un hombre en cuanto se apunta al gimnasio. La parte más saludable es la pechuga, deshuesada y sin piel. Constituye una fuente de proteínas muy saludable (un solo filete aporta el 30% de las necesidades proteicas diarias), puesto que su índice de grasas es bajo… siempre que no la frías, claro. Se trata de la carne magra por excelencia. Pero, además de su conocido aporte de proteínas, la pechuga de pollo ofrece también un buen puñado de vitaminas, sobre todo del tipo B. Estas vitaminas son esenciales para el buen funcionamiento del sistema nervioso, el corazón y el cerebro, además de influir en tu aspecto a través de la creación de pelo, uñas y piel. Además, es

una de las carnes con menor cantidad de purinas, las sustancias que dan origen al ácido úrico elevado. Pero tampoco te engañes: comerlo en exceso no te garantizará unos músculos de acero.

El mejor sustituto de: las carnes rojas, como el cerdo.
Qué te aporta: material para hacer crecer tus músculos y marcar tu six-pack.
Cómo acompañarlo: con verduras al vapor o arroz tendrás un plato muy completo.
Añádelo a tu lista si… haces cualquier tipo de entrenamiento, sobre todo orientado a ganar masa muscular.

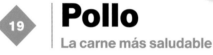

TABLA NUTRICIONAL POR 100 G

ENERGÍA 146 kcal	GRASAS 6,2 g	VITAMINAS	MINERALES
	MONOINSATURADAS 1,92 g	VITAMINA E 0,25 mg	CALCIO 13,3 mg
AGUA 71,6 g	POLIINSATURADAS 1,52 g	VITAMINA B6 0,43 mg	HIERRO 9,99 mg
	SATURADAS 1,91 g	VITAMINA C 3,68 mg	POTASIO 211,2 mg
	PROTEÍNAS 22,2 g	NIACINA 9,64 mg	MAGNESIO 15,75 mg
		RIBOFLAVINA 0,08 mg	SODIO 52,8 mg
		TIAMINA 0,05 mg	FÓSFORO 169,6 mg
			ZINC 0,8 mg

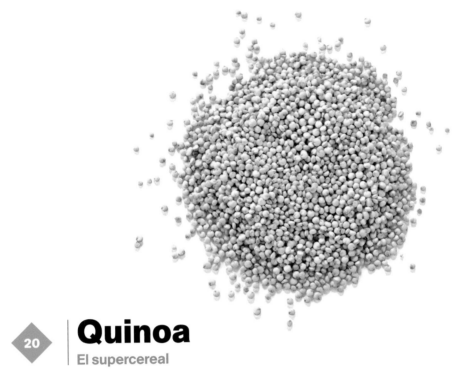

Quinoa

20

El supercereal

Mucho se habla de ella en los últimos años, cuando hasta hace apenas una década era un cereal infravalorado. La Organización Mundial de las Naciones Unidas para la Alimentación y la Agricultura (FAO) le ha prestado una especial atención, reconociendo su altísimo valor nutritivo; de hecho, es la mejor fuente de proteína vegetal que te puedes echar a la boca. Si aún no la conoces, toma nota: tiene el doble de proteínas que el arroz integral, lo que unido a sus aminoácidos (ramificados y esenciales) la convierten en una fábrica de músculo y tejidos. Es perfecta para tomar en el desayuno. En realidad, la quinoa es un pseudocereal y, como tal, poco tiene que ver con los cereales, que suelen aportar carbohidratos simples.

Se cuece como el arroz, en unos 15 minutos, y la encontrarás en herboristerías y tiendas especializadas, aunque está disponible cada vez en más supermercados.

La mejor sustituta de: los cereales de caja para desayunar.
Qué te aporta: carbohidratos complejos, proteínas vegetales de alto valor biológico, mucha fibra y pocas grasas.
Cómo acompañarla: si te resulta sosa, puedes probar a echarle una pizca de sal.
Añádela a tu lista si... buscas una excelente fuente de proteínas, más allá de las de origen animal.

TABLA NUTRICIONAL POR 100 G

ENERGÍA 306 kcal	GRASAS 5,56 g	FIBRA 7,9 g	VITAMINAS	MINERALES
AGUA 11,5 g	MONOINSATURADAS 1,4 g	PROTEÍNAS 13,8 g	VITAMINA E 0,45 mg	CALCIO 79 mg
	POLIINSATURADAS 2,1 g		VITAMINA B6 0,2 mg	HIERRO 7,8 mg
	SATURADAS 0,5 g	CARBOHIDRATOS 49,2 g	FOLATO 30 ug	POTASIO 780 mg
			RIBOFLAVINA 0,4 mg	MAGNESIO 210 mg
			TIAMINA 0,2 mg	SODIO 61 mg
				FÓSFORO 230 mg
				ZINC 3,3 mg

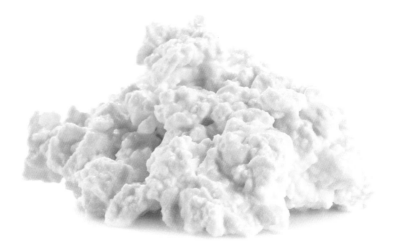

21

Requesón
El lácteo más fit

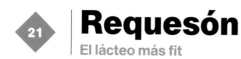

No, no es un queso, pese a que su nombre incite a pensar lo contrario. Este derivado de la leche se obtiene a partir del suero fermentado del queso. El resultado es un alimento con el cuádruple de proteínas que la leche y el doble que las que tiene el yogur. Además de ser muy versátil, tiene un índice de calorías-proteínas de lo más equilibrado. Su sabor es suave y resulta una alternativa saludable a las recetas que incorporan queso o nata, ya que su cantidad de grasas y calorías es considerablemente menor. El requesón contiene proteínas de alto valor biológico, pero sus aportaciones también abarcan las vitaminas y buena parte de los minerales más importantes. La contrapartida: suele llevar grandes cantidades de sodio. La solución: elige las versiones bajas en sal o atrévete a hacerlo tú mismo en casa, ya que solo necesitas leche y un poco de vinagre o limón.

El mejor sustituto de: el queso, puesto que tiene muchas menos grasas que este.
Qué te aporta: proteínas de elevado valor biológico y una textura cremosa pero en un producto libre de grasas.
Cómo acompañarlo: con nueces, miel o en una ensalada.
Añádelo a tu lista si... buscas una alternativa a la nata en los postres o echas de menos los lácteos en tu dieta hipocalórica.

TABLA NUTRICIONAL POR 100 G

ENERGÍA 102 kcal	GRASAS 4,3 g	PROTEÍNAS 12,31 g	VITAMINAS	MINERALES
AGUA 80,1 g	MONOINSATURADAS 1,16 g	CARBOHIDRATOS 3,3 g		HIERRO 0,3 mg
	POLIINSATURADAS 0,14 g		VITAMINA E 0,07 mg	POTASIO 88 mg
	SATURADAS 2,05 g		VITAMINA B6 0,08 mg	MAGNESIO 9 mg
			NIACINA 2,92 mg	SODIO 230 mg
			RIBOFLAVINA 0,25 mg	FÓSFORO 150 mg
			TIAMINA 0,03 mg	ZINC 0,6 mg

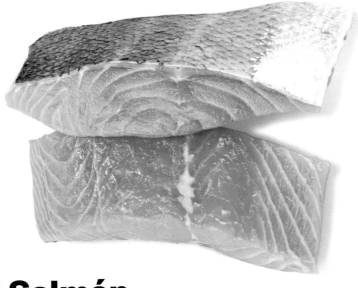

22

Salmón

El protector que surgió del frío

El héroe del mar en tu mesa. Se trata, junto al atún y las sardinas, del pescado con mejor perfil de grasas de cuantos hay, puesto que la mayoría son ácidos omega-3 que protegen tu sistema cardiovascular al disminuir los niveles de colesterol y triglicéridos y al hacer la sangre más fluida. Esa cantidad de grasas saludables hace que el salmón también disponga de vitaminas como la A y la D, esenciales en la formación de nuevos tejidos y huesos. Al comprarlo, evita el de piscifactoría y elige el salmón salvaje siempre que te sea posible, puesto que los de piscifactoría son alimentados con piensos que contienen pigmentos artificiales, para que su color sea más atractivo al consumidor. El salmón salvaje tiene, además, una mayor cantidad de minerales como el magnesio, gran aliado de tus músculos, o de yodo, indispensable para el buen funcionamiento de la tiroides. Solo se desaconseja el consumo de este pescado en caso de que padezcas gota, debido a su contenido en purinas.

El mejor sustituto de: el marisco, mucho más rico en colesterol malo (LDL).
Qué te aporta: la más saludable de las grasas.
Cómo acompañarlo: con espárragos verdes es un éxito asegurado. Prepáralo en papillote: es fácil, ensucia muy poco y conserva todo su sabor.
Añádelo a tu lista si... quieres invertir desde ya en un seguro de corazón a largo plazo.

TABLA NUTRICIONAL POR 100 G

ENERGÍA 182 kcal	VITAMINAS		MINERALES	
AGUA 69,6 g	VITAMINA A 13 ug	VITAMINA B12 5 ug	CALCIO 27 mg	SODIO 98 mg
	VITAMINA D 8 ug	NIACINA 10,4 mg	HIERRO 0,7 mg	FÓSFORO 250 mg
GRASAS 12 g	VITAMINA E 2 mg	RIBOFLAVINA 0,15 mg	POTASIO 310 mg	IODURO 28,3 ug
MONOINSATURADAS 5,43 g	VITAMINA B6 0,75 mg	TIAMINA 0,2 mg	MAGNESIO 26 mg	SELENIO 20 ug
POLIINSATURADAS 3,1 g				ZINC 0,8 mg
SATURADAS 2,16 g				
PROTEÍNAS 18,4 g				

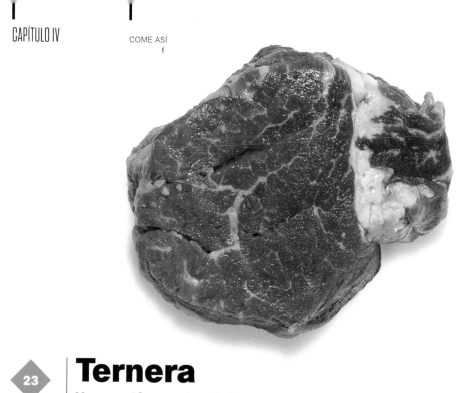

23

Ternera
Un empujón para tus defensas

A menudo, muchos piensan que deben evitar la carne roja por su contenido en grasas saturadas. Pero lo cierto es que casi la mitad de la grasa de esta carne es de tipo monoinsaturado, en forma de ácido oleico (el mismo del que puede presumir el aceite de oliva). Además, buena parte de su grasa se ve en forma de vetas, así que puedes retirarla. Tan solo tienes que hacer dos cosas: limitar su consumo (a una o dos veces por semana) y elegir las mejores partes de la ternera, como el solomillo o el bistec. Este último es el corte más magro y el que dispone de más proteínas, además de ser uno de los más sabrosos (siempre y cuando no te pases con la cocción). Respecto a la carne de ternera picada, con ella puedes hacer riquísimas hamburguesas caseras añadiéndole un poco de huevo y cebolla. ¡No tienes nada que temer! De hecho, lleva dos veces más hierro y ocho veces más zinc que la pechuga de pollo.

La mejor sustituta de: la carne de cerdo.
Qué te aporta: proteínas sin hidratos de carbono.
Cómo acompañarla: vence la tentación de ponerle unas patatas fritas de acompañamiento, y en su lugar opta por verduras o un risotto.
Añádela a tu lista si… aprecias la variedad en la comida. ¡No solo de pollo vive el hombre!

TABLA NUTRICIONAL POR 100 G

ENERGÍA 110 kcal	GRASAS 3,06 g	VITAMINAS		MINERALES	
AGUA 75 g	MONOINSATURADAS 1,31 g	VITAMINA E 0,08 mg		CALCIO 12,6 mg	FÓSFORO 210 mg
	POLIINSATURADAS 0,33 g	FOLATO 11,1 ug		HIERRO 1,7 mg	COBRE 0,12 mg
	SATURADAS 1,28 g	VITAMINA B5 1,45 mg		POTASIO 328 mg	IODURO 4,9 ug
		VITAMINA B6 0,45 mg		MAGNESIO 22,3 mg	SELENIO 8,7 ug
	PROTEÍNAS 20,19 g	NIACINA 6,8 mg		SODIO 92 mg	ZINC 3,1 mg
		RIBOFLAVINA 0,25 mg			
		TIAMINA 0,1 mg			

Tomate

24

Un antioxidante (casi) redondo

¡Un superalimento! Desde el punto de vista técnico, este producto de la huerta es una fruta. Y debería estar presente en tus platos cada día por una sencilla razón: es una bomba de antioxidantes. El más importante de ellos es el licopeno, responsable de darle su característico color rojo. Esta sustancia te protege de la acción de los radicales libres, y en especial de los que proceden de la radiación ultravioleta. Y mientras, ¡blinda tu próstata! El tomate también fortalece el sistema inmune, reduce el colesterol y combate hasta ¡nueve! tipos de cáncer y previene el síndrome de degeneración macular. Cocinar los tomates (por ejemplo, para hacer gazpacho) ayuda a concentrar sus niveles de licopeno. Cuando vayas a comprarlos, fíjate en un par de cosas: que estén maduros (sus vitaminas aumentan) y, si es posible, que sean de consumo de proximidad. El mejor tomate es aquel que se cultiva al aire libre durante los meses de verano.

El mejor sustituto de: cualquier salsa grasienta puede ser reemplazada por una buena salsa de tomate casera.

Qué te aporta: antioxidantes como para enfrentarte solo a un ejército de virus. Y aumenta el volumen de tus eyaculaciones.

Cómo acompañarlo: de mil maneras, aunque crudo, con un poco de aceite de oliva y orégano, está riquísimo.

Añádelo a tu lista si... no quieres perderte el mejor producto de la huerta.

TABLA NUTRICIONAL POR 100 G

ENERGÍA 19 kcal	VITAMINAS			MINERALES	
AGUA 93,9 g	VITAMINA A 74 ug	NIACINA 0,8 mg		CALCIO 11 mg	SODIO 18 mg
	VITAMINA E 0,89 mg	RIBOFLAVINA 0,04 mg		HIERRO 0,5 mg	FÓSFORO 22 mg
GRASAS 0,1 g	VITAMINA B6 0,1 mg	TIAMINA 0,06 mg		POTASIO 236 mg	ZINC 0,2 mg
POLIINSATURADAS 0,11 g	VITAMINA C 19 mg			MAGNESIO 10 mg	
PROTEÍNAS 0,9 g					

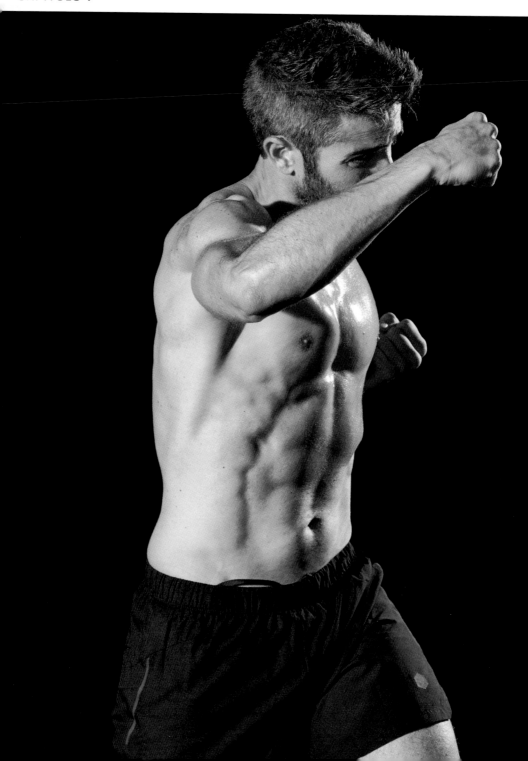

ENTRENA ASÍ

Los 20 ejercicios que te llevarán al éxito

Sea cual sea tu objetivo, los ejercicios descritos a continuación deberían componer la base de tu entrenamiento. Te ayudarán a ganar músculo y perder peso, ya que implican a una gran cantidad de músculos. Además, te permitirán introducir una gran cantidad de variantes en ellos con tan solo añadir unas mancuernas, un fitball, cambiando el agarre o el ángulo de ejecución.

Dominadas

Este clásico ejercicio (probablemente, el que más desvela si estás en forma o no) tiene como principal objetivo trabajar los dorsales, aunque también implica a la musculatura del bíceps y del redondo mayor. Permite múltiples variaciones (con agarre supino, prono, neutro, mixto, con banda elástica...), en la mayoría de las cuales se activan el core y las partes alta y media de la espalda.

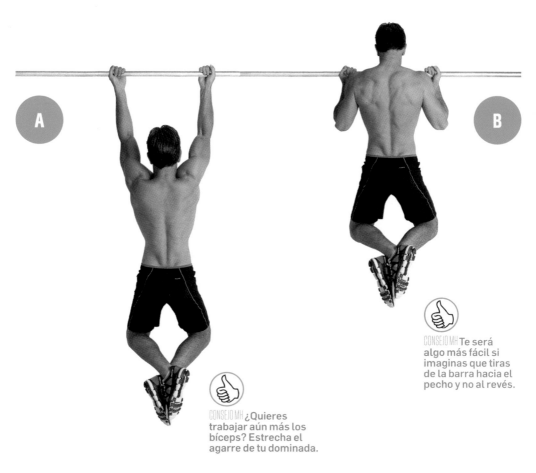

A

B

CONSEJO MH **Te será algo más fácil si imaginas que tiras de la barra hacia el pecho y no al revés.**

CONSEJO MH ¿Quieres trabajar aún más los bíceps? Estrecha el agarre de tu dominada.

A.

Cuélgate de una barra de dominadas en agarre supino (con las palmas mirando hacia ti) y las manos separadas el ancho de los hombros. Debes volver a esta posición cada vez que bajes el cuerpo. Estira los brazos por completo.

B.

Tira del pecho hacia la barra. En vez de llevar la barbilla a la barra (como suele decirse), es mejor llevar el pecho, porque así aumentas el rango de movimiento y trabajas más. Una vez arriba, junta las escápulas, haz una pequeña pausa y vuelve despacio a la posición inicial.

Flexiones

Aunque este ejercicio tiene como objetivo trabajar el pectoral mayor, es más completo de lo que parece: los movimientos también inciden en el deltoides anterior y los tríceps. Además, al contraerse los trapecios, los serratos y los abdominales, ganas estabilidad en los hombros, el core y las caderas.

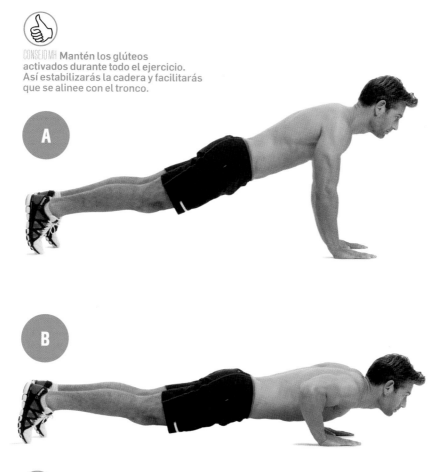

CONSEJO MH **Mantén los glúteos
activados durante todo el ejercicio.
Así estabilizarás la cadera y facilitarás
que se alinee con el tronco.**

A

B

CONSEJO MH **Mientras desciendes,
no descuides la posición
de tus codos y no permitas
que tus caderas se hundan.**

A.

Colócate en el suelo con las manos separadas algo
más que la anchura de los hombros. Estira las piernas
manteniendo el peso en la punta de los pies, que deben
estar juntos. Activa los glúteos y el core como si tirases
del ombligo. Tu cuerpo debe formar una línea recta
desde la cabeza hasta los tobillos.

B.

Baja el cuerpo hasta quedar a ras del suelo. Al final, tus
brazos deben formar un ángulo de 45 grados respecto
a tu cuerpo. Haz una pequeña pausa y luego retoma la
posición inicial tan rápido como puedas. No permitas
que tus caderas se hundan. Tu cabeza debe mantenerse
en la misma posición de principio a fin.

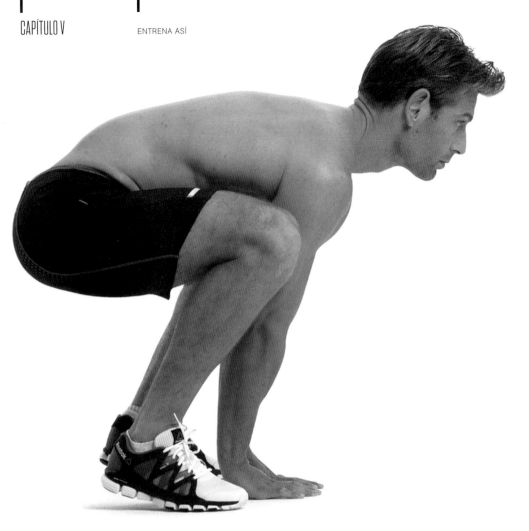

Burpee

Un auténtico quemagrasas que activa todo tu cuerpo como no hace casi ningún otro ejercicio. En realidad se compone de dos movimientos: una flexión y un salto. Es el ejercicio estrella del entrenamiento con el propio peso, ya que activa tanto el tren superior como el tren inferior e involucra a la mayor parte de los grupos musculares.

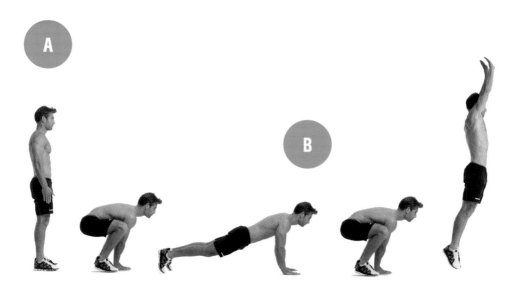

 CONSEJO MH **Al bajar, coloca las manos en el suelo frente a ti y carga el peso sobre ellas.**

 CONSEJO MH **¿Demasiado fácil? Aumenta la intensidad de tu burpee flexionando aquí los codos.**

A.

Ponte erguido, con los pies separados el ancho de tus caderas y la espalda recta. Agáchate como si fueras a hacer una sentadilla, sin doblar la espalda, y coloca las palmas de las manos en el suelo. En un solo movimiento, extiende ambas piernas hacia atrás, hasta quedarte en la posición de flexiones.

B.

Realiza una flexión y recoge de nuevo las piernas en un solo movimiento, con las palmas de las manos aún apoyadas en el suelo. Realiza un salto ayudándote de los brazos, elevándolos por encima de tu cabeza hasta que tus manos se toquen entre sí. Regresa a la posición inicial.

Thrusters

Este ejercicio reúne casi todas las ventajas que tienen los movimientos globales frente a los movimientos analíticos. Te ayudará a definir todos los músculos gracias a que dispara la quema de grasa.

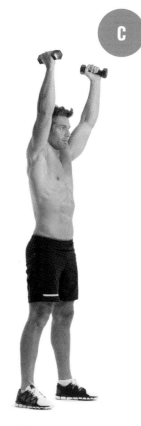

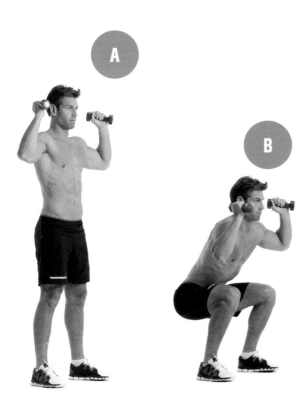

CONSEJO MH **Debes tener el tronco tan erguido como puedas durante todo el ejercicio.**

CONSEJO MH **No permitas que el peso de las mancuernas te doble los brazos hacia atrás.**

A.

Coge un par de mancuernas y sostenlas sobre los hombros, con las palmas de las manos mirándose entre sí. Mantén el cuerpo erguido, con los pies separados la anchura de los hombros.

B.

En un movimiento similar al de la sentadilla, baja el cuerpo hasta que tus cuádriceps estén, como mínimo, paralelos al suelo. Cuanto mayor sea la flexión de rodillas, mejor.

C.

Estira los brazos y eleva las mancuernas justo por encima de los hombros. Haz fuerza con los pies contra el suelo. Baja las mancuernas hasta alcanzar la posición inicial.

Sentadilla

Otro de los ejercicios más importantes que puedes hacer sin necesidad de ningún equipamiento. Afinar tu técnica en la sentadilla te permitirá quemar muchas más calorías y fortalecer tus piernas al máximo, así que recuerda: cuanto más profunda sea, mejor. Y no dudes en probar algunas de las múltiples variantes que te permite: con mancuernas, sobre bosu, combinada con zancadas...

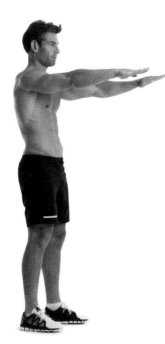

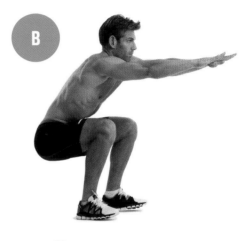

CONSEJO MH **Si las rodillas se te doblan hacia dentro, prueba a hacerlas con una banda elástica colocada justo debajo de ellas.**

CONSEJO MH **Realiza una pausa de un segundo en la posición final y luego vuelve a empezar.**

A.

Colócate de pie, con los pies separados la anchura de los hombros. Estira los brazos hacia delante, a la altura de los hombros. Mantén la curvatura natural de la espalda y el core activado.

B.

Tira de las caderas hacia atrás, flexiona las rodillas y desciende el cuerpo todo lo que puedas. Realiza una pausa y luego empuja contra el suelo para subir y volver a la posición inicial. Evita doblar las lumbares y mantén los brazos en la misma posición de principio a fin. Recuerda que tu peso debe recaer sobre los talones, no sobre las puntas de tus pies.

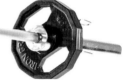

Curl de bíceps

Un ejercicio fundamental que admite un sinfín de variantes: con barra olímpica, alterno con mancuernas, con agarre neutro, en superserie... Para conseguir unos mejores resultados, lo mejor es que cambies las combinaciones con frecuencia. El curl de bíceps no solo hará que se desarrollen tus bíceps, sino también tus antebrazos, además de reforzar tus hombros.

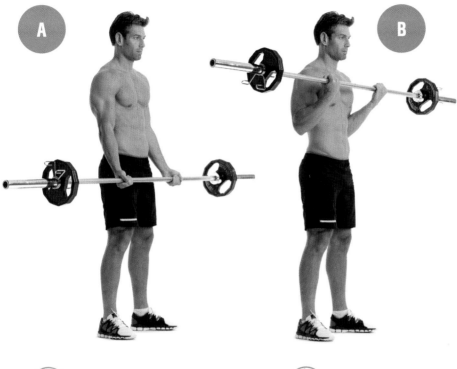

A

B

CONSEJO MH **Mantén el cuerpo bien erguido y el pecho alto.**

CONSEJO MH **Intenta que el húmero permanezca inmóvil durante el ejercicio.**

A.

Coge una barra olímpica en agarre supino y cuelga los brazos por delante del cuerpo, manteniendo los codos estirados y los pies separados la anchura de los hombros. Mantén la curvatura natural de la espalda, sin doblarla.

B.

Sin variar la posición del húmero, flexiona los codos y lleva la barra tan cerca de los hombros como te sea posible. Haz una pausa y luego devuelve la barra a la posición inicial. Cada vez que regreses a ella, estira los brazos completamente.

Fondos de tríceps

Puede que a priori te parezca un ejercicio sencillo, pero quizá cambies de idea después de unas cuantas repeticiones. Si quieres ganar volumen en tus brazos, no olvides que el tríceps ocupa más espacio en ellos que el bíceps. Los fondos son perfectos para cargar de trabajo a los tríceps.

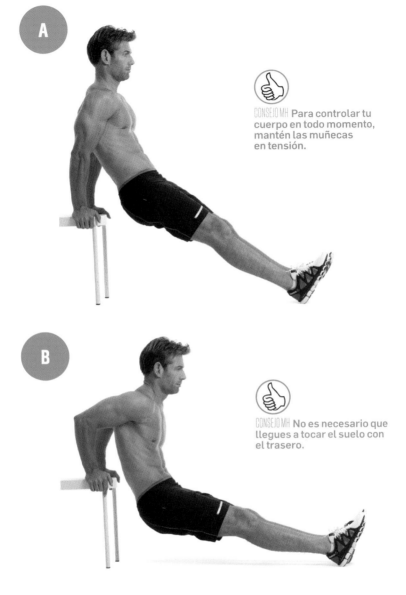

A

CONSEJO MH **Para controlar tu cuerpo en todo momento, mantén las muñecas en tensión.**

B

CONSEJO MH **No es necesario que llegues a tocar el suelo con el trasero.**

A.

Apoya las palmas de las manos en el borde de una silla o un banco. Puedes colocar los talones sobre el suelo o sobre una silla que sea igual de alta, siempre con las piernas totalmente extendidas.

B.

Flexiona los brazos hasta que formen un ángulo recto, sin arquear la espalda, y sube otra vez.

Press de banca

Es el más popular de cuantos ejercicios hay para aumentar los pectorales, tanto por su efectividad como
por la multitud de variantes que permite y que es recomendable que pruebes: inclinado (para la parte superior del pecho), declinado (para la parte inferior), con
agarre invertido... aquí hemos optado por un fitball.

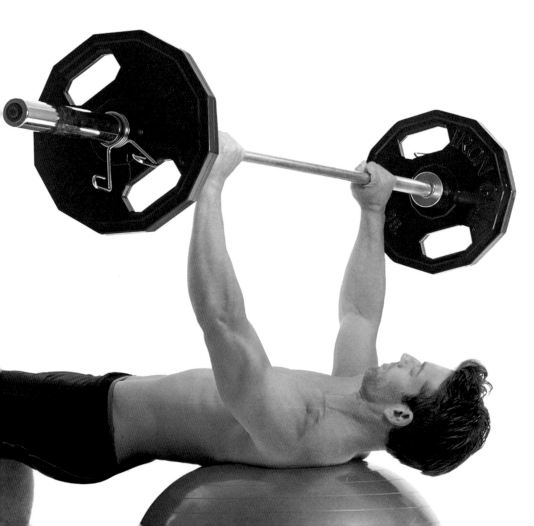

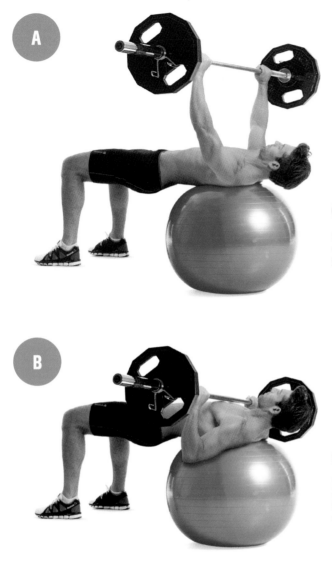

A

CONSEJO MH **Mantén las escápulas en tensión para estabilizar la articulación de los hombros.**

B

CONSEJO MH **Fíjate: en la posición final, tus brazos deben formar un ángulo de 45 grados.**

A.

Coge una barra olímpica con agarre prono y túmbate sobre un fitball o un banco. Separa las manos algo más que la anchura de los hombros y sostén la barra encima del esternón, con los brazos completamente estirados. Desliza y junta las escápulas todo lo que puedas, pues así tendrás más superficie de apoyo para empujar. Mantén los talones en el suelo.

B.

Baja la barra hacia el esternón en línea recta, haz una pausa y luego empuja hacia arriba hasta la posición inicial. Mantén los hombros alineados, de manera que tus brazos formen dos ángulos de 45 grados con tu cuerpo en la posición más baja; así reducirás la tensión sobre la articulación del hombro. Si lo haces sobre un fitball, pídele a un compañero que te recoja la barra al final de cada serie.

Press francés

Un ejercicio diseñado para trabajar el tríceps braquial, aunque también incide sobre la parte alta de la espalda y la porción posterior del deltoides. No lo olvides: el tríceps constituye el 60% de tu brazo, así que trabájalo a conciencia.

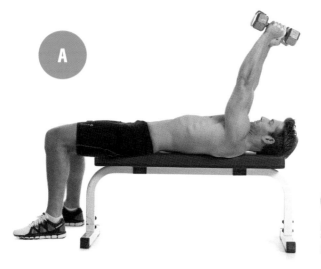

A

 CONSEJO MH **Las palmas de tus manos deben mirar hacia dentro.**

B

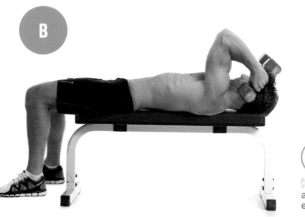

 CONSEJO MH **Mantén el core activado durante todo el ejercicio.**

A.

Coge dos mancuernas en agarre neutro o una barra Z en agarre prono, con las manos separadas una distancia ligeramente inferior a la anchura de tus hombros. Túmbate sobre un banco en horizontal y sostén las mancuernas por encima de ti, a la altura de la frente, con los brazos estirados e inclinados ligeramente. Mantén los pies en contacto con el suelo.

B.

Sin variar la posición del húmero, flexiona el codo y baja la barra hasta que el antebrazo supere el plano paralelo al suelo. Haz una pequeña pausa, estira el codo y lleva la barra a la posición inicial.

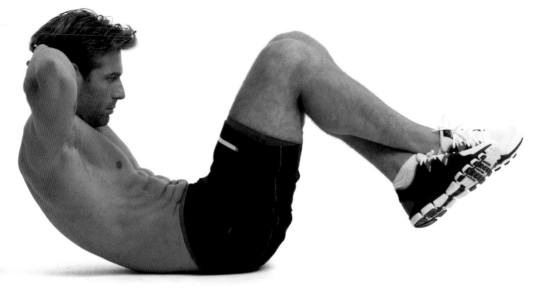

Crunch abdominal

Esta variante de lo que suele conocerse como abdominales (curl de tronco) tiene como objetivo trabajar el recto del abdomen, o lo que es lo mismo: el six-pack. También implica la musculatura de los oblicuos, tanto internos como externos. ¡Ojo! Dominar la técnica es fundamental para evitar lesiones en la espalda.

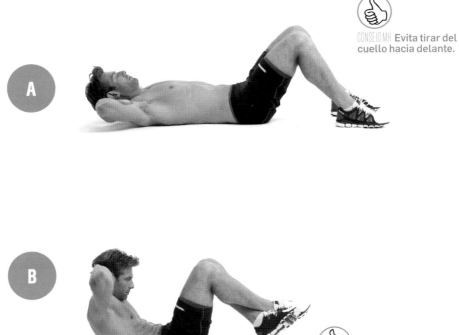

A

CONSEJO MH **Evita tirar del cuello hacia delante.**

B

CONSEJO MH **Acerca las costillas a la pelvis, manteniendo los pies planos en el suelo.**

A.

Estírate boca arriba, con las piernas flexionadas y los pies totalmente apoyados en el suelo y separados el ancho de las caderas. Coloca las manos sobre las yemas de los dedos detrás de las orejas y los codos alineados con el cuerpo. Toma aire.

B.

Al tiempo que expulsas el aire, eleva las escápulas y flexiona las rodillas levantando los pies un par de centímetros del suelo. Imagina que estás acercando las costillas a las caderas, como si la parte central del cuerpo fuera un acordeón. Mantén los hombros tirados hacia atrás. Las lumbares se mantienen en contacto con el suelo y el movimiento debe ser fluido, no a trompicones. Desciende lentamente el tronco hasta la posición inicial.

Elevaciones laterales

Se trata de un ejercicio que implica, sobre todo, a la porción media
del deltoides. Pero también trabaja
el deltoides posterior, el trapecio superior, los rotadores del hombro y el
serrato anterior, todos ellos músculos estabilizadores de la articulación
del hombro.

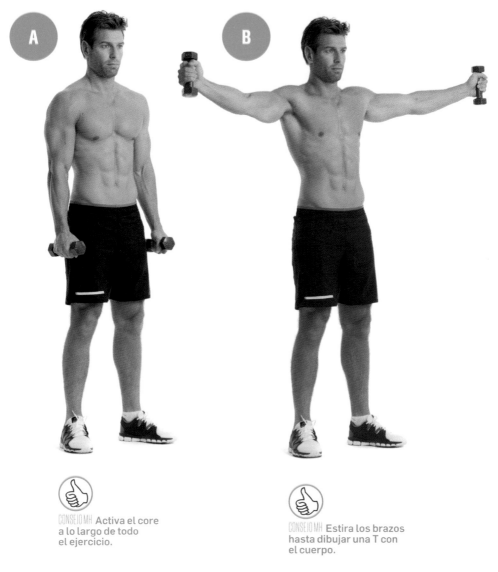

CONSEJO MH **Activa el core a lo largo de todo el ejercicio.**

CONSEJO MH **Estira los brazos hasta dibujar una T con el cuerpo.**

A.

Coge una mancuerna con cada mano. Deja que los brazos cuelguen a los lados del cuerpo, con los codos estirados. Mantente erguido y con los pies separados la anchura de los hombros.

B.

Sin variar la posición de los codos, eleva las mancuernas por los lados del cuerpo, hasta que los brazos estén a la altura de los hombros. Mantén el core activado y, sobre todo, evita rotar los brazos hacia dentro en la posición más alta del ejercicio, puesto que eso podría provocarte lesiones en el hombro. Una vez arriba, detente durante un segundo y luego baja los brazos despacio hasta la posición inicial.

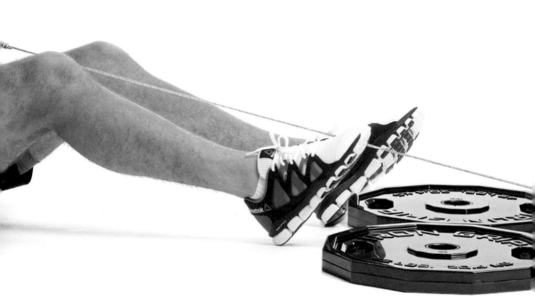

Remo en polea baja

Por más que algunos realicen el remo con la parte superior de los hombros, lo que debes hacer en este ejercicio tan recomendable para desarrollar tus dorsales es empezar el movimiento tirando de los hombros hacia atrás y hacia abajo, ya que de lo contrario podrías sufrir lesiones en el hombro a la larga.

CONSEJO MH **Tira del pecho hacia delante y de los hombros hacia atrás y hacia abajo.**

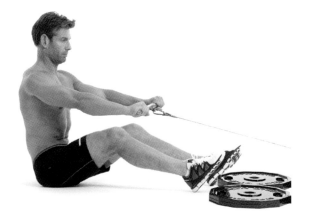

CONSEJO MH **No te inclines hacia delante ni hacia atrás durante el ejercicio.**

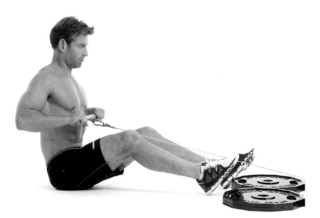

A.
Coloca un manillar recto a una polea baja. Apoya los pies y flexiona ligeramente las rodillas. Coge la barra en agarre prono y separa las manos la anchura de tus hombros.

B.
Manteniendo el tronco recto y quieto, tira de la barra hacia la parte superior de tus abdominales. Activa el core. Haz una pausa y vuelve despacio a la posición inicial.

Jalón polea frontal

Este ejercicio tiene como principal objetivo trabajar los dorsales y, en menor medida, el redondo mayor y el bíceps. Introduciendo variaciones en él (como hacerlo inclinado a 30 grados, con agarre estrecho o de rodillas con agarre supino) también trabajarás la parte alta y media de la espalda en varios grados.

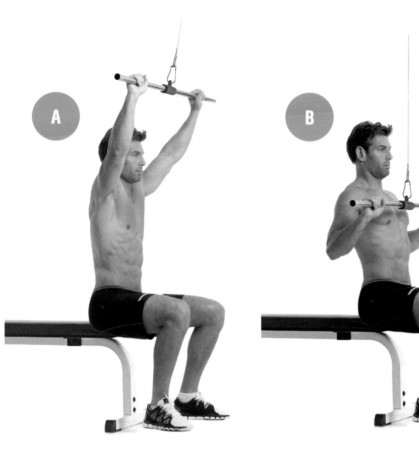

A

B

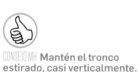

CONSEJO MH **Mantén el tronco estirado, casi verticalmente.**

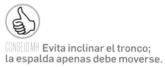

CONSEJO MH **Evita inclinar el tronco; la espalda apenas debe moverse.**

A.

Siéntate en una máquina multi-estación y coge en agarre prono la barra fijada a la polea alta, con las manos separadas la anchura de los hombros. Estira los brazos por completo y mantén el tronco estirado todo lo que puedas.

B.

Sin mover el tronco, baja la barra hasta el pecho mientras juntas las escápulas. Inicia el movimiento tirando los hombros hacia abajo y hacia atrás al mismo tiempo. Haz una pausa breve abajo y, después, vuelve poco a poco a la posición inicial.

Encogimiento de hombros con mancuernas

Con este ejercicio activarás el elevador de la escápula y la porción superior del trapecio. Es el perfecto sustituto del remo al cuello, con el que corres riesgo de pinzamiento en la articulación del hombro debido a que los tendones del manguito de los rotadores tienden a quedar atrapados dentro de la articulación.

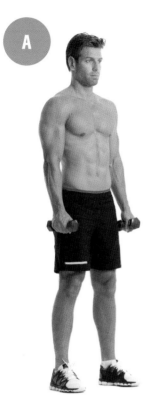

A

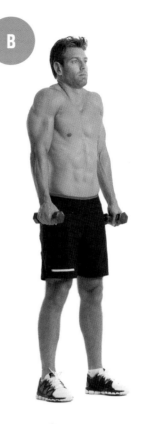

B

CONSEJO MH **Separa los pies la anchura de los hombros.**

CONSEJO MH **Imagina que intentas tocarte las orejas con los hombros, sin mover ninguna otra parte del cuerpo.**

A.

Coge un par de mancuernas en agarre neutro y separa los pies la anchura de tus hombros. Deja colgar los brazos por los costados, con los codos totalmente extendidos. Mantén la curvatura natural de la columna.

B.

Eleva la parte superior de los hombros hacia las orejas todo lo que puedas. Realiza una pausa e invierte el movimiento para volver a la posición inicial.

Zancada con mancuernas

Es un ejercicio muy completo que admite muchas versiones, con o sin pesas. Si lo haces sin ellas (ideal para el calentamiento), tan solo debes cruzar los brazos en el pecho, colocar las manos en la nuca o en las caderas.

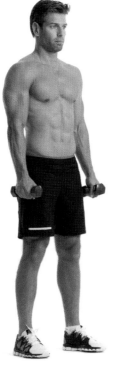

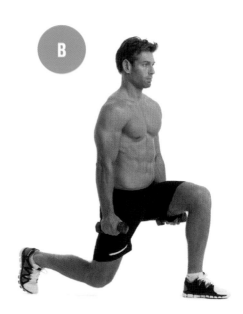

CONSEJO MH **Lleva los hombros
hacia atrás, saca pecho
y activa el core.**

CONSEJO MH **Puedes completar todas las
repeticiones con una pierna y luego
cambiar o ir alternándolas.**

A.

Coge una mancuerna con cada mano y ponte de pie, con
los pies separados la anchura de las caderas y el tronco
tan erguido como puedas. Deja colgar los brazos a los
lados del cuerpo, con los codos estirados y las palmas
de las manos mirándose entre sí.

B.

Da un paso hacia delante con una pierna. Baja despacio
el cuerpo hasta que la rodilla adelantada forme un
ángulo de 90 grados, pero no la coloques más allá de
la altura marcada por la punta del pie. Haz una pausa
breve y luego empuja hacia el suelo para volver a la
posición inicial tan rápido como puedas.

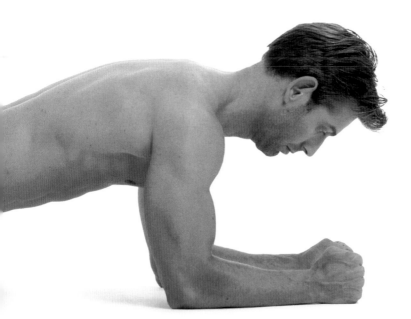

Plancha

También conocido como tabla o puente, este ejercicio pertenece al grupo de los isométricos; es decir, aquellos con los que sometes a tus músculos a una tensión sin que haya movimiento. Mejora la estabilización de la columna y trabaja a fondo tu core para conseguir el ansiado six-pack. Eso sí: ten en cuenta que no es recomendable para las personas con la tensión alta, ya que concentra la sangre en puntos determinados.

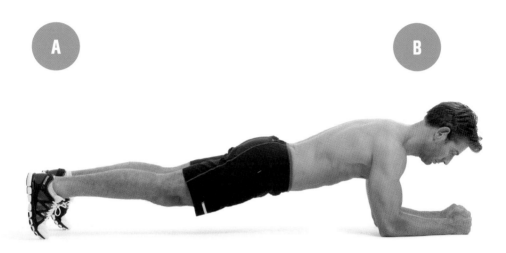

A **B**

CONSEJO MH **Si colocaras un palo en tu espalda, solo debería tocar la cabeza, la parte alta de la espalda y el trasero.**

A.
Colócate en el suelo como si fueras a realizar flexiones, pero dobla los codos y apoya los antebrazos en el suelo. Tu cuerpo debe trazar una línea recta desde los hombros hasta los tobillos. Para activar el core, contrae los abdominales. Aprieta las nalgas.

B.
Los codos deben quedar justo por debajo de los hombros. Aguanta la posición 30 segundos mientras respiras profundo. Puedes introducir variantes poniéndote de rodillas, empleando solo un brazo, colocándote sobre un fitball o con los pies encima de un banco, por ejemplo.

Peso muerto con barra

Un ejercicio sencillo y de lo más completo, ya que activa los glúteos, los isquiosurales, los cuádriceps, el core, la espalda y los hombros. Puedes optar por la versión estándar (la que aquí te mostramos) o con agarre ancho, colocando los pies sobre unos discos de 10 kilos; así exigirás más esfuerzo a la musculatura implicada. También puedes probar a hacerlo a una pierna o con mancuernas.

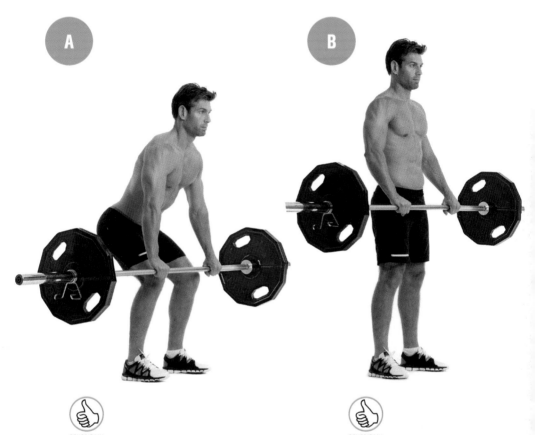

A

B

CONSEJO MH **La espalda debe conservar la curvatura natural de las lumbares.**

CONSEJO MH **Al subir la barra, mantenla tan cerca del cuerpo como te sea posible.**

A.
Carga con discos una barra olímpica y ponla en el suelo frente a tus espinillas. Flexiona las rodillas y las caderas. Coge la barra en agarre prono, con las manos separadas algo más que el ancho de tus hombros.

B.
Sin arquear la zona lumbar, tira del tronco hacia atrás y hacia arriba mientras empujas las caderas hacia delante y te pones erguido sosteniendo la barra. Mientras haces el movimiento de subida, aprieta los glúteos.

Kettlebell swing

Se trata de un balanceo de la kettlebell desde una posición entre las piernas hasta otra por encima de la cabeza. ¡Ojo! Aunque lo parezca, la fuerza no parte de los brazos, sino de la cadera. Utiliza la kettlebell del peso que te permita hacer el ejercicio completo o bien disminuye el rango de movimiento, llegando solo hasta la altura de los hombros.

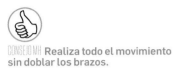

CONSEJO MH Realiza todo el movimiento sin doblar los brazos.

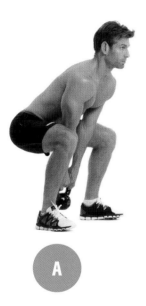

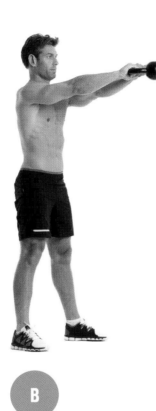

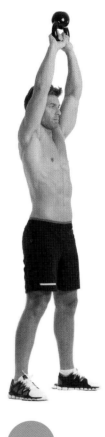

A

B

C

A.

Colócate con las piernas separadas el ancho de los hombros, con la pesa colgando en medio de las piernas. Flexiona ligeramente las rodillas y la cadera, inclinando el cuerpo hacia delante pero manteniendo la espalda en posición neutra.

B.

Realiza una extensión de cadera de manera explosiva para lanzar la kettlebell hacia arriba, manteniendo los codos siempre estirados.

C.

Lleva la pesa por encima de la cabeza. Una vez ahí, guíala hasta su posición inicial. Nunca debe bajar más allá de las rodillas, lo que conseguirás manteniendo las manos junto al pubis en la bajada.

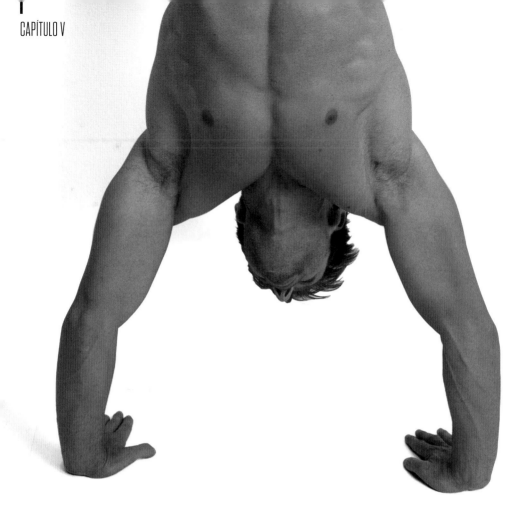

La vertical

Fácil de explicar, no tanto de hacer si no tienes la suficiente fuerza y destreza en los brazos y hombros. Lo mejor es que comiences apoyándote en una pared y utilizando un soporte blando para apoyar un poco la cabeza, aunque recuerda que el peso de tu cuerpo siempre debe recaer sobre los brazos.

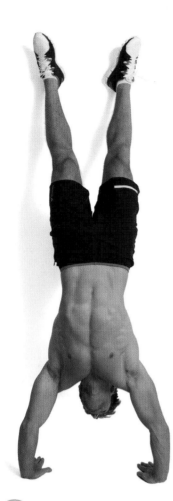

A

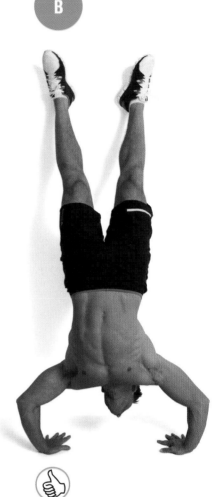

B

 CONSEJO MH **Si no puedes aguantar la posición, pídele a un compañero que te sujete por los tobillos.**

CONSEJO MH **Puedes ayudarte de la pared para deslizar los pies.**

A.

Colócate como si fueses a realizar flexiones de brazos, pero adelanta los pies y eleva las caderas, hasta que el tronco quede casi perpendicular al suelo. Separa las manos a una distancia ligeramente superior a la anchura de los hombros y estira los brazos.

B.

Mantén el tronco y las piernas rectos, pero dobla los codos y desciende el cuerpo, hasta la cabeza casi toque el suelo. Haciendo fuerza con el core, eleva las piernas hasta quedar en una posición totalmente vertical. Flexiona los codos para activar al máximo tus hombros, empujando tu cuerpo hacia arriba y hacia abajo. Regresa a la posición inicial colocando de nuevo las piernas en el suelo, en un movimiento controlado en todo momento.

Aberturas con mancuernas

El pectoral mayor es el músculo que más trabaja en este ejercicio, aunque también interviene el deltoides anterior. Puedes hacerlo en la máquina (conocida como pec deck) pero lo ideal es que, con el tiempo, la vayas sustituyendo para implicar a los músculos estabilizadores y evitar el sobreestiramiento que conlleva en ocasiones.

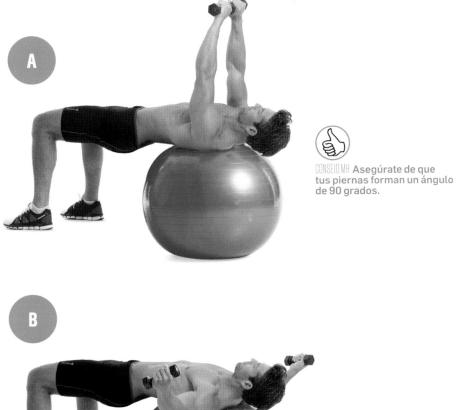

A

CONSEJO MH **Asegúrate de que tus piernas forman un ángulo de 90 grados.**

B

CONSEJO MH **Las mancuernas deberían quedar a la altura de tus orejas.**

A.

Coge un par de mancuernas y túmbate sobre un fitball o un banco en posición horizontal. Sostén las mancuernas encima del pecho, sin bloquear los codos, y con las palmas de las manos hacia delante.

B.

Baja despacio las mancuernas y llévalas un poco hacia atrás mientras mantienes los codos igual de flexionados. Detén el movimiento cuando tus brazos estén en paralelo al suelo. Haz una pausa de uno o dos segundos y sube las mancuernas para volver a la posición inicial.

¡VIVE TU RETO MH!

Sigue el ejemplo de nuestros retados

Ha llegado la hora de que te pongas manos a la obra. Con los planes de entrenamiento y las dietas que te ofrecemos a continuación, podrás diseñar tu propio Reto MH a lo largo de 16 semanas. Cuatro meses en los que, si te aplicas de verdad, conseguirás un cambio tan espectacular como el que vivieron cada uno de nuestros cuatro retados. ¡Si ellos pudieron, tú puedes!

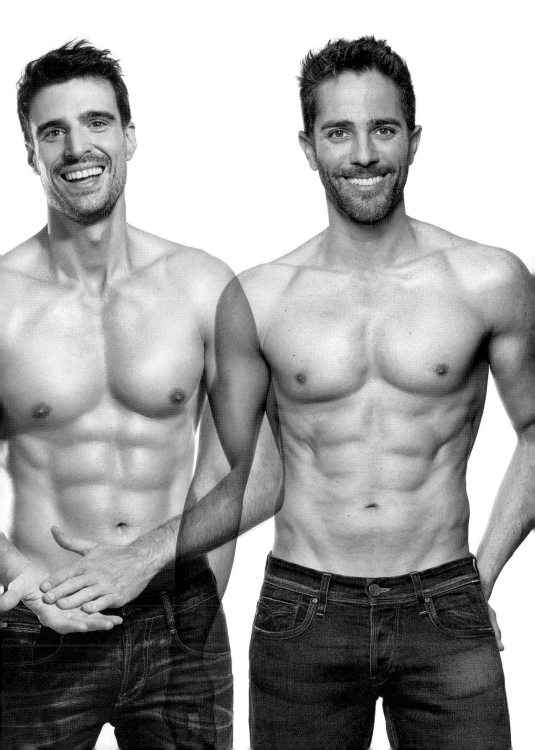

¡VIVE TU RETO MH!:
PACO RONCERO

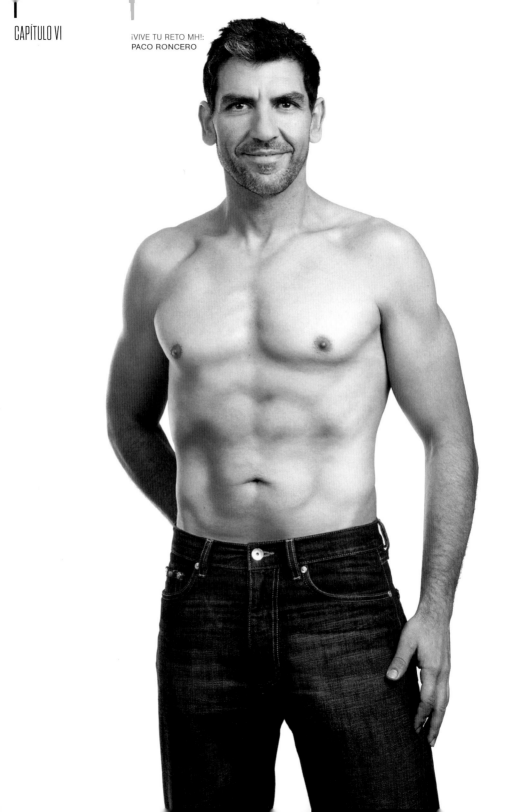

EL RETO MH DE PACO RONCERO:
QUEMAR GRASA

Detrás de este chef hay una gran historia. Una carrera profesional plagada de éxitos —como dos estrellas Michelin o el premio Nacional de Gastronomía 2006— supone pasar mucho tiempo entre los fogones. Tanto como para no dejarle practicar nada de ejercicio físico. "Desde joven siempre me ha gustado el deporte, pero nunca he tenido el tiempo suficiente como para practicarlo. Con el tiempo llegué a pesar 112 kilos. Fue entonces cuando empecé a preocuparme por mi salud", recordaba al comienzo de su Reto MH. Paco, como colaborador habitual de *Men's Health*, había visto el éxito que otros retados famosos habían tenido en las ediciones anteriores, así que se animó a cumplir con el suyo en cuanto se lo propusimos.

Las dos grandes novedades en el Reto MH 2010 serían que Paco no estaría solo en su aventura: lo acompañarían los también chefs de referencia Ramón Freixa y Sergi Arola, y la duración: en lugar de 16 semanas, el Reto MH duraría 22. ¡Cinco meses y medio a prueba!

Es cierto: a Paco Roncero le sobraban unos cuantos kilos y le faltaba masa muscular, flexibilidad y definición. Pero justo es reconocer que no empezó su andadura en el Reto MH totalmente desentrenado. Después de haber sobrepasado los 110 kilos, Paco decidió ponerle remedio. Y lo hizo de la manera que primero se le pasa a cualquiera por la cabeza: corriendo. "Si me propongo algo, lo hago hasta el final. Así que en 2008 llegué hasta el maratón de Nueva York." ¡Y vaya si se notaba! El mismo entrenador Juan

Rallo reconoció que las piernas de Paco bien podrían ser las de un chaval de 20 años. Eso sí: el tren superior era otra historia. Así es como Paco superó su Reto MH.

EL PUNTO DE PARTIDA

Inconvenientes: La falta de tiempo y el hecho de vivir rodeado de comida. Además, antes de comenzar el Reto MH ya había sufrido varias lesiones que podían limitar algunos de sus movimientos.

Ventajas: Un gran entusiasmo por hacer el Reto MH y un gran afán de superación, que anteriormente le había llevado de empezar corriendo apenas ocho minutos al día hasta alcanzar la meta del maratón de Nueva York en 2008.

EL OBJETIVO

En 22 semanas, Paco debía quemar la grasa —cuyo valor inicial era del 27%– y ganar algo de músculo. Una tarea nada fácil, teniendo en cuenta su constitución y que había llegado a pesar 112 kilos.

LA ESTRATEGIA

Comenzar por enseñarle lo más básico del trabajo con pesas para ganar masa muscular, ya que él había estado en un gimnasio cuando era más joven pero lo dejó al no estar bien asesorado. Incidir en el trabajo cardiovascular para conseguir eliminar la mayor parte de la grasa de su cuerpo.

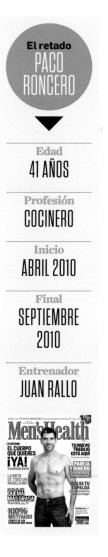

El retado
PACO RONCERO

Edad
41 AÑOS

Profesión
COCINERO

Inicio
ABRIL 2010

Final
SEPTIEMBRE 2010

Entrenador
JUAN RALLO

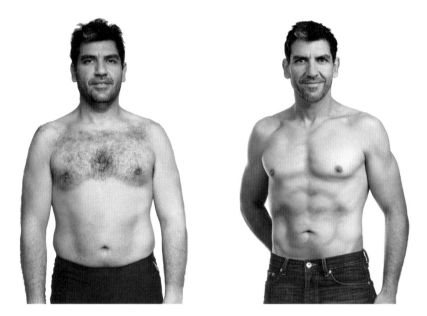

SU EVOLUCIÓN

	INICIO	1ER MES	2O MES	3ER MES	4O MES	5O MES
PESO	96,5 kg	93,1 kg	92 kg	87 kg	82 kg	80 kg
% GRASA	31	27	25	21	18	14
CINTURA	106 cm	99 cm	96 cm	93 cm	88,5 cm	80 cm
BRAZO	34 cm	37 cm	39 cm	39 cm	37,5 cm	37 cm
PECHO	95 cm	96 cm	95 cm	96 cm	97 cm	98 cm
MUSLO	54 cm	53 cm	52 cm	50 cm	48 cm	48 cm

LA VALORACIÓN DEL ENTRENADOR, JUAN RALLO

"Esta vez, el Reto MH ha sido más reto que nunca, ya que lo hemos prolongado hasta las 22 semanas. Junto a Paco Ronce-ro, vivieron el Reto MH los cocineros Ramón Freixa y Sergi Arola. Hemos aprovechado sus conocimientos en la cocina para escapar del pollo con arroz blanco. Paco había tenido sobrepeso durante muchos años, hasta que en 2008 se decidió a co-rrer el maratón de Nueva York. Desde entonces ha mantenido el peso a raya corriendo. Sin embargo, solo había hecho pe-sas de joven. Ese pasado fue precisamente su punto débil más importante a lo largo del Reto MH, ya que a su piel le cuesta ajustarse a las nuevas medidas y, por otra parte, su poca anchura de hombros no le deja conseguir la tan buscada forma de tronco en V. Eso sí: tiene unas piernas muy fuertes, ha logrado quemar mucha grasa y ahora es un auténtico converso del fitness. Por eso es, de los tres cocineros, al que podríamos considerar el retado ganador."

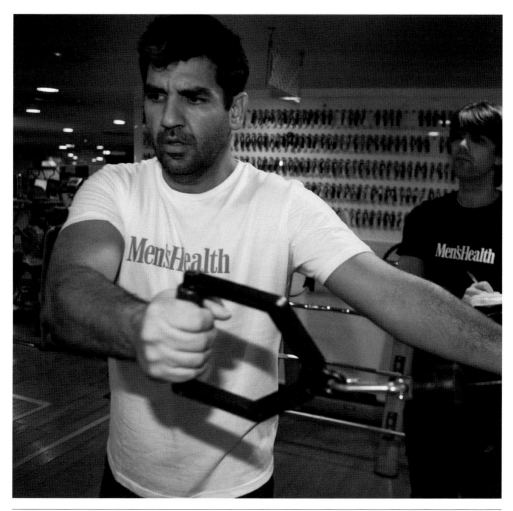

LA VALORACIÓN DE PACO RONCERO

"Me he tomado el Reto MH como me tomo otras partes de mi vida: dispuesto a darlo todo. Más que en mi trabajo, ha influido en mi vida personal; siempre tuve que restar horas a mi familia, o al sueño. ¡Menos mal que duermo poco! Solía entrenar por la mañana. Me levantaba todos los días a las seis para desayunar y poder comenzar con las pilas cargadas. Algunas tardes en las que me encontraba un poco más tranquilo, salía a correr al Retiro. Los domingos también hacía sesiones de cardio con los otros chefs, en este caso en la Casa de Campo. Mirarte al espejo y ver el cambio motiva mucho. ¡Y es que yo llegué a pesar 112 kilos! Yo no hacía musculación en el gimnasio, solo corría. Y eso me dio mucha resistencia, pero también me hizo perder masa muscular. Así que lo primero que hicimos fue precisamente ganar músculo y perder grasa. El entrenador siempre decía que mi tren inferior venía de serie y que donde más atención teníamos que poner era en la parte superior, sobre todo en los hombros. ¿Lo más duro de todo? La tendinitis en la inserción del bíceps en los dos brazos durante casi todo el Reto MH, lo que me impidió realizar ciertos ejercicios con el peso adecuado. Pero ¡lo he conseguido! Al final, eres lo que entrenas. Es importante que te diviertas entrenando y que el ejercicio llegue a formar parte de tu rutina diaria."

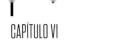

EL ENTRENAMIENTO DE PACO RONCERO

EJERCICIO	PESO	SERIES	REPETICIONES	DESCANSO
SEMANA 1				
DÍA 1				
JALÓN POLEA	60	4	10	75"
PRESS DE BANCA SMITH	40	4	10	75"
PRESS DE HOMBROS	20	4	10	30"
TRÍCEPS EN MÁQUINA	35	4	10	60"
CURL ALTERNO	10	4	10	60"
DÍA 2				
REMO CON MANCUERNAS	16	4	10	45"
PEC DECK	40	4	10	75"
ELEVACIONES LATERALES	3,75	4	10	45"
PATADAS DE TRÍCEPS	7	4	10	45"
CURL MARTILLO	10	4	10	60"
CRUNCH	-	4	25	15"
DÍA 3				
JALÓN POLEA	60	4	10	75"
ABERTURAS	10	4	10	60"
ELEVACIONES LATERALES	7	4	10	60"
FONDOS EN MÁQUINA	50	4	10	60"
CURL CON BARRA	5	4	10	60"
ABDOMINALES INFERIORES	-	3	15	30"
DÍA 4				
Carrera durante 45 minutos a una media de 120 ppm.				

EJERCICIO	PESO	SERIES	REPETICIONES	DESCANSO
SEMANA 2				
DÍA 1				
CRUCE DE POLEAS	3,75	4	10	10"
PRESS INCLINADO SMITH	15	4	10	60"
CURL ALTERNO	10	4	10	45"
CURL SENTADO	8	4	10	45"
ZANCADAS CON MANCUERNAS	8	4	10	45"
ISOMÉTRICOS	-	4 (2 FRONTALES Y 2 LATERALES)	60"	30"

EJERCICIO	PESO	SERIES	REPETICIONES	DESCANSO
DÍA 2				
Carrera durante 45 minutos a una media de 120 ppm.				
DÍA 3				
JALÓN EN MÁQUINA	55	4	10	60"
REMO EN POLEA BAJA	35	4	10	60"
ELEVACIONES LATERALES	3,75	4	10	45"
PRESS DE HOMBROS	25	4	10	45"
PATADAS DE TRÍCEPS	5	4	10	45"
JALÓN DE TRÍCEPS	20	4	10	45"
CRUNCH	-	4	25	15"
DÍA 4				
PRESS DE BANCA	17,5	4	10	60"
PRESS INCLINADO	16	4	10	60"
CURL CON BARRA	5	4	10	45"
CURL INVERTIDO	2,5	4	15	30"
PRESS DE PIERNAS	80	4	10	90"
GEMELOS DE PIE	60	4	15	60"
ABDOMINALES EN FITBALL	-	4	25	45"

SEMANA 3

EJERCICIO	PESO	SERIES	REPETICIONES	DESCANSO
DÍA 1				
JALÓN POLEA	55	4	10	75"
REMO CON MANCUERNAS	20	4	10	45"
PRESS DE HOMBROS	12	4	15	60"
REMO AL CUELLO	5	4	10	60"
FONDOS EN BANCO	-	4	15	60"
PRESS FRANCÉS	7,5	4	10	60"
ABDOMINALES INFERIORES	-	3	30	30"
DÍA 2				
ABERTURAS INCLINADO	12	4	10	60"
PRESS DE BANCA	20	4	10	75"
CURL CON BARRA	7,5	4	10	60"
CURL SENTADO	10	4	10	45"
GEMELOS SENTADO	45	4	15	30"
SENTADILLAS CON MANCUERNAS	15	4	15	75"
ABDOMINALES EN FITBALL	-	3	25	30"

EJERCICIO	PESO	SERIES	REPETICIONES	DESCANSO
DÍA 3				
JALÓN POLEA	55	4	10	75"
REMO	35	4	10	60"
ELEVACIONES LATERALES	3,75	4	10	60"
PÁJAROS	7	4	10	30"
PATADAS DE TRÍCEPS	7	4	10	45"
FONDOS EN PARALELAS	-	4	AL FALLO	60"
ABDOMINALES	-	4	20	15"
DÍA 4				

Carrera durante 45 minutos a una media de 120 ppm.

SEMANA 4

	PESO	SERIES	REPETICIONES	DESCANSO
DÍA 1				
ELEVACIONES LATERALES	3,75	4	10	30"
MÁQUINA HOMBRO POSTERIOR	45	4	10	45"
PRESS DE HOMBROS	35	4	10	60"
ISQUIOS	45	4	10	60"
SENTADILLAS CON MANCUERNAS	10	4	15	75"
OBLICUOS Y SERRATOS	-	4	20	15"
DÍA 2				
PEC DECK	45	4	10	60"
PRESS DE BANCA	25	4	10	15"
PRESS INCLINADO	20	4	10	75"
CURL CONCENTRADO	12	3	10	30"
CURL CON BARRA	7,5	4	10	60"
CURL INVERTIDO	5	4	10	45"
CRUNCH CON PIERNAS ENCOGIDAS	-	4	25	15"
DÍA 3				
DOMINADAS CON AGARRE ANCHO	-	4	AL FALLO	75"
PULL OVER DORSAL	30	4	10	60"
REMO CON MANCUERNAS	22	4	10	45"
EXTENSIÓN SUPERIOR DE TRÍCEPS	10	4	10	60"
PRESS FRANCÉS	10	4	10	60"
ABDOMINALES SOBRE FITBALL	-	3	25	30"
DÍA 4				

Carrera durante 45 minutos a una media de 120 ppm.

EJERCICIO	PESO	SERIES	REPETICIONES	DESCANSO
DÍA 5				
ELEVACIONES FRONTALES	8	4	10	45"
ELEVACIONES LATERALES	8	4	15	45"
PRESS DE PIERNAS	110	4	15	75"
EXTENSIÓN DE CUÁDRICEPS	50	4	15	60"
GEMELOS DE PIE	20	4	15 (CON REBOTE)	45"
CRUNCH CON PESO	5	4	20	30"

SEMANA 5

EJERCICIO	PESO	SERIES	REPETICIONES	DESCANSO
DÍA 1				
PRESS DE BANCA SMITH	25	4	15	90"
PRESS INCLINADO	20	4	15	60"
CURL CONCENTRADO	12	3	10	30"
CURL CON BARRA	10	4	15	60"
CURL CON MANCUERNAS	12	4	15	45"
CRUNCH CON PIERNAS ENCOGIDAS	-	4	20	15"
DÍA 2				
JALÓN POLEA	70	4	10	75"
REMO CON MANCUERNAS	22,5	4	10	45"
EXTENSIÓN SUPERIOR DE TRÍCEPS	10	4	10	15"
JALÓN DE TRÍCEPS	15	4	15	45"
FONDOS EN PARALELAS	-	4	AL FALLO	60"
ABDOMINALES INFERIORES	-	2	40	20"
DÍA 3				
ELEVACIONES FRONTALES	8	4	10	45"
ELEVACIONES LATERALES	10	4	10	45"
PÁJAROS	6	4	10	30"
CURL FEMORAL EN MÁQUINA	45	3	15	45"
SENTADILLA + ELEVACIÓN ANTERIOR CON MANCUERNA	5	4	15	45"
EXTENSIÓN DE CUÁDRICEPS	55	3	15	45"
GEMELOS DE PIE	60	3	15	45"
ISOMÉTRICOS	-	3	90"	30"
DÍA 4				
FLEXIONES PLIOMÉTRICAS	-	4	AL FALLO	60"
PEC DECK	55	4	15	25"
PRESS DE PECHO EN MÁQUINA	60	4	10	60"

EJERCICIO	PESO	SERIES	REPETICIONES	DESCANSO
CURL INVERTIDO	5	4	15	45"
CURL SENTADO	12	4	15	60"
POLEA DE BÍCEPS	17,5	4	15	45"
OBLICUOS Y SERRATOS	-	3	25	15"

SEMANA 6

Igual que la semana 4.

SEMANA 7

DÍA 1

ELEVACIONES LATERALES	5	4	12	30"
PRESS DE HOMBROS	35	4	12	45"
THURSTERS	8	4	15	60"
ZANCADA LATERAL EN BOSU	-	4	15	30"
ABDOMINALES	-	3	25	30"

DÍA 2

PEC DECK	55	4	10	45"
PRESS DE BANCA	27,5	4	10	60"
PRESS INCLINADO	22,5	4	10	60"
CURL CON BARRA	12,5	4	10	60"
CURL INVERTIDO	5	3	15	35"
CRUNCH CON PIERNAS ENCOGIDAS	-	4	40	20"

DÍA 3

DOMINADAS CON AGARRE ANCHO	-	4	AL FALLO	60"
JALÓN POLEA	60	4	10	60"
REMO	35	4	10	45"
FONDOS EN BANCO	-	4	AL FALLO	45"
PRESS FRANCÉS	12,5	4	10	60"
OBLICUOS Y SERRATOS	-	3	20	15"

DÍA 4

PRESS DE HOMBROS	16	4	10	45"
PÁJAROS	8	4	12	45"
REMO AL CUELLO	5	4	12	60"
ISQUIOS	45	3	15	60"
ZANCADAS	-	4	10	30"
GEMELOS SENTADO	60	3	15	45"

EJERCICIO	PESO	SERIES	REPETICIONES	DESCANSO
ABDOMINALES EN FITBALL	-	4	25	30"

SEMANA 8

DÍA 1

EJERCICIO	PESO	SERIES	REPETICIONES	DESCANSO
CRUCE DE POLEAS	10	4	12	45"
PRESS INCLINADO	55	4	12	60"
CURL SENTADO	12,5	4	12	45"
FONDOS EN PARALELAS	-	4	AL FALLO	60"
POLEA DE BÍCEPS	20	4	15	45"
ABDOMINALES EN MÁQUINA	50	3	AL FALLO	30"

DÍA 2

EJERCICIO	PESO	SERIES	REPETICIONES	DESCANSO
JALÓN POLEA A UNA MANO	30	4	10	30"
REMO POLEA A UNA MANO	20	4	15	30"
REMO POLEA ALTA	55	4	12	60"
PRESS FRANCÉS	12,5	4	12	60"
TRÍCEPS EN MÁQUINA	50	4	12	45"
ISOMÉTRICOS	-	4 (2 ANTERIORES Y 2 LATERALES)	90"	45"

DÍA 3

EJERCICIO	PESO	SERIES	REPETICIONES	DESCANSO
PRESS DE HOMBROS	15	4	15	45"
PÁJAROS	7	4	15	30"
REMO AL CUELLO	5	4	15	45"
PRESS DE PIERNAS	120	4	15	75"
GEMELOS SENTADO	67,5	4	15	50"
OBLICUOS Y SERRATOS	-	4	20	15"

DÍA 4

EJERCICIO	PESO	SERIES	REPETICIONES	DESCANSO
PEC DECK	55	4	12	45"
PRESS DE BANCA SMITH	25	4	12	75"
CURL MARTILLO	12,5	4	12	45"
MÁQUINA DE BÍCEPS	35	4	12	60"
BANCO SCOTT A UNA MANO	10	4	15	20"
CRUNCH CON REBOTES	-	4	30	25"

LA DIETA DE PACO RONCERO
DÍAS DE EJERCICIO

DESAYUNO

UN BOL (300 ML) DE LECHE DESNATADA CON CAFÉ O YOGUR DESNATADO O ZUMO NATURAL CON: CEREALES TOSTADOS DE TRIGO O MAÍZ (80 G) O BOCADILLO (80 G) DE PAN O 5 BISCOTES, CON: CONFITURA LIGHT O JAMÓN YORK O FIAMBRE DE PAVO (4 LONCHAS) O QUESO FRESCO 0% Y MERMELADA LIGHT O 2 LONCHAS JAMÓN YORK, O JAMÓN SERRANO SIN GRASA (3 LONCHAS), CON TOMATE AL GUSTO.

10 GALLETAS TIPO MARÍA (CONTENIDO EN GRASA <10%).

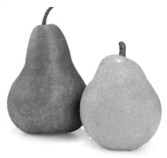

MEDIA MAÑANA

1-2 PIEZAS DE FRUTA O ZUMO DE FRUTA NATURAL (250 ML).

BOCADILLO (60 G) DE PAN CON JAMÓN YORK O PAVO.

COMIDA

1ER PLATO: VERDURA COCIDA O AL HORNO O A LA PLANCHA O ENSALADA CON: PASTA O ARROZ O LEGUMBRE (50 G EN CRUDO O 110 G COCIDO) O PATATA (1 PATATA MEDIANA = 200 G) O PAN (75 G) O 4 BISCOTES.

2º PLATO: PESCADO BLANCO (200 G) O PESCADO AZUL (150-200 G) O MARISCO, CARNE ROJA O BLANCA (150 G).

POSTRE: YOGUR DESNATADO NATURAL O DE SABORES E INFUSIÓN.

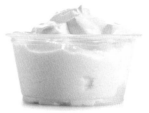

MERIENDA

1-2 PIEZAS DE FRUTA O ZUMO DE FRUTA NATURAL (250 ML) + 10 G DE NUECES.

CENA

1ER PLATO: VERDURA COCIDA O ENSALADA O SOPA O PURÉ DE VERDURAS CON PASTA, ARROZ O PATATA (IGUAL QUE EN LA COMIDA).

2º PLATO: PESCADO BLANCO (200 G) O POLLO O PAVO SIN PIEL (150 G) O HUEVOS (DUROS, TORTILLA...) O 75 G DE QUESO FRESCO DESNATADO Y 2-3 LONCHAS DE JAMÓN YORK O 1 LATA DE ATÚN AL NATURAL DE 80 G Y 2-3 PALITOS DE CANGREJO O 30 G DE MEJILLONES O GAMBAS.

POSTRE: YOGUR DESNATADO NATURAL O DE SABORES E INFUSIÓN.

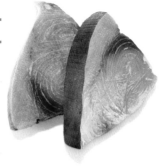

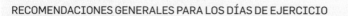

RECOMENDACIONES GENERALES PARA LOS DÍAS DE EJERCICIO

Consumir 3 cucharadas de aceite de oliva: 1,5 en la comida y 1,5 en la cena.
ENERGÍA: 2.000 CAL.

EJERCICIO	PESO	SERIES	REPETICIONES	DESCANSO
SEMANA 9				
DÍA 1				
REMO POLEA ALTA	55	4	12	60"
REMO POLEA BAJA	35	4	12	60"
FONDOS EN BANCO	-	4	AL FALLO	60"
PATADAS DE TRÍCEPS	8	4	12	30"
CRUNCH	-	4	25	15"
DÍA 2				
PRESS DE HOMBROS	14	4	12	60"
PÁJAROS	7	4	12	45"
REMO AL CUELLO	5	4	12	45"
FEMORALES EN MÁQUINA	50	4	15	60"
EXTENSIÓN DE CUÁDRICEPS	60	4	15	60"
ZANCADAS	-	4	10	30"
DÍA 3				
FLEXIONES	-	5	AL FALLO	60"
PEC DECK	55	4	12	45"
CURL CON BARRA	12,5	4	12	60"
CURL CON MANCUERNAS	12	4	12	60"
ABDOMINALES INFERIORES	-	3	40	15"
DÍA 4				
JALÓN POLEA	65	4	12	60"
REMO CON MANCUERNAS	22,5	4	12	30"
JALÓN TRÍCEPS CON BARRA	30	4	12	45"
JALÓN TRÍCEPS CON CUERDA	15	4	12	45"
OBLICUOS	-	3	20	30"
SEMANA 10				
DÍA 1				
ELEVACIONES LATERALES	9	4	15	45"
PÁJAROS	9	4	12	45"
ISQUIOS	50	4	15	60"
ZANCADAS	-	3	10	30"
GEMELOS DE PIE	60	4	15	45"
CRUNCH CON PIERNAS ENCOGIDAS	-	6	12	15"

EJERCICIO	PESO	SERIES	REPETICIONES	DESCANSO
DÍA 2				
ABERTURAS	12	4	15	45"
FLEXIONES PLIOMÉTRICAS	-	4	AL FALLO	60"
CURL CONCENTRADO	10	4	12	15"
CURL CON BARRA	12	4	12	60"
CURL SENTADO	12	4	12	60"
ISOMÉTRICOS	-	4 (FRONTALES Y 2 LATERALES)	90"	45"
DÍA 3				
JALÓN DORSAL	60	4	12	60"
REMO EN POLEA BAJA	60	4	12	45"
EXTENSIÓN SUPERIOR DE TRÍCEPS	10	4	12	45"
FONDOS EN BANCO	-	4	AL FALLO	45"
JALÓN DE TRÍCEPS	30	4	12	45"
OBLICUOS	-	3	20	30"

SEMANA 11

	PESO	SERIES	REPETICIONES	DESCANSO
DÍA 1				
ELEVACIONES LATERALES	8	4	15	60"
PRESS DE HOMBROS	40	4	12	60"
REMO CON CODOS ALTOS	45	4	12	60"
SPLIT ATRÁS CON MANCUERNA	8	4	12	45"
OBLICUOS	10	3	20	30"
DÍA 2				
CRUCE DE POLEAS	10	4	15	60"
PRESS INCLINADO	50	4	15	60"
FONDOS EN MÁQUINA	70	4	12	60"
CURL ALTERNO	12,5	4	10	45"
CURL SENTADO	12,5	4	12	45"
ISOMÉTRICOS	-	3 FRONTALES	90"	45"
DÍA 3				
JALÓN EN MÁQUINA	70	4	12	60"
JALÓN POLEA A UNA MANO	25	4	12	45"
REMO EN POLEA BAJA	40	4	15	60"
PATADAS DE TRÍCEPS	8	4	12	45"

EJERCICIO	PESO	SERIES	REPETICIONES	DESCANSO
PRESS FRANCÉS	12,5	4	10	60"
TRÍCEPS EN MÁQUINA	55	4	12	60"
ABDOMINALES INFERIORES	-	3	60	30"
DÍA 4				
PRESS DE HOMBROS	12	4	15	45"
PÁJAROS	8	4	12	45"
CURL FEMORAL	50	3	15	60"
PÁJAROS	8	4	12	45"
CURL FEMORAL	50	3	15	60"
PRESS DE PIERNAS	100	4	15	75"
EXTENSIÓN DE CUÁDRICEPS	60	3	15	60"
CRUNCH CON PIERNAS ENCOGIDAS	-	4	20	30"

SEMANA 12

Igual que la semana 11.

SEMANA 13

DÍA 1				
PRESS DE HOMBROS	12,5	4	15	60"
REMO AL CUELLO	7,5	4	12	45"
SENTADILLAS	10	4	15	90"
ZANCADAS	8	4	12	60"
OBLICUOS Y SERRATOS	-	4	20	15"
DÍA 2				
FLEXIONES	-	4	AL FALLO	75"
PRESS INCLINADO	25	4	10	60"
CURL CON BARRA	10	4	15	60"
CURL CON MANCUERNAS	12,5	4	15	45"
CRUNCH CON PIERNAS ENCOGIDAS	-	4	15	30"
DÍA 3				
DOMINADAS CON AGARRE ANCHO	-	4	AL FALLO	75"
REMO CON MANCUERNAS	25	4	12	60"
FONDOS EN BANCO	-	4	AL FALLO	60"
JALÓN DE TRÍCEPS	15	4	15	45"
ABDOMINALES INFERIORES	-	3	40	30"

EJERCICIO	PESO	SERIES	REPETICIONES	DESCANSO
SEMANA 14				
DÍA 1				
CRUCE DE POLEAS	10	4	12	60"
PRESS DE BANCA SMITH	20	4	12	75"
CURL ALTERNO	12,5	4	10	45"
CURL SENTADO	12,5	4	12	45"
FONDOS EN PARALELAS	-	4	AL FALLO	60"
ISOMÉTRICOS	-	4	90"	30"
DÍA 2				
PRESS DE HOMBROS	15	4	15	60"
PÁJAROS	8	4	12	45"
ISQUIOS	55	4	15	60"
SENTADILLA SMITH	15	4	15	60"
GEMELOS SENTADO	55	4	15	45"
OBLICUOS Y SERRATOS	-	3	30	30"
DÍA 3				
REMO EN MÁQUINA	65	4	12	45"
REMO EN POLEA ALTA	55	4	12	60"
FONDOS EN MÁQUINA	65	4	15	45"
TRÍCEPS EN MÁQUINA	35	4	15	45"
CRUNCH CON REBOTES	-	4	20	30"
SEMANA 15				
DÍA 1				
PRESS INCLINADO SMITH	20	4	15	75"
FONDOS EN MÁQUINA	70	4	12	60"
CURL ALTERNO	22,5	4	12	60"
CURL SENTADO	12,5	4	12	60"
SENTADILLA SMITH	10	4	15	75"
ISOMÉTRICOS	-	4	60"	30"
DÍA 2				
REMO EN MÁQUINA	60	4	12	60"
REMO EN POLEA ALTA	60	4	12	60"
ELEVACIONES LATERALES CON POLEA	3,75	4	10	45"
PRESS DE HOMBROS	35	4	12	60"
PRESS FRANCÉS EN MÁQUINA	30	4	12	60"

EJERCICIO	PESO	SERIES	REPETICIONES	DESCANSO
TRÍCEPS EN MÁQUINA	40	4	12	60"
ABDOMINALES EN MÁQUINA	55	4	AL FALLO	45"
DÍA 3				
PEC DECK	55	4	15	60"
PRESS DE BANCA	25	4	12	75"
PRESS DE HOMBROS	15	4	15	60"
PÁJAROS	8	4	12	45"
PATADAS DE TRÍCEPS	8	4	10	45"
PRESS DE BANCA	25	4	12	75"
PRESS DE HOMBROS	15	4	15	60"
PÁJAROS	8	4	12	45"
PATADAS DE TRÍCEPS	8	4	10	45"
PRESS FRANCÉS	12,5	4	12	60"
OBLICUOS Y SERRATOS	-	3	30	30"

SEMANA 16

DÍA 1				
PRESS DE HOMBROS	15	4	15	60"
PÁJAROS	8	4	15	45"
SENTADILLAS	15	4	15	60"
ZANCADAS CON MANCUERNAS	10	4	12	45"
GEMELOS DE PIE	15	4	15	45"
OBLICUOS Y SERRATOS	-	4	30	30"
DÍA 2				
JALÓN POLEA	65	4	12	60"
PULL OVER DORSAL	27,5	4	12	60"
REMO CON MANCUERNAS	22,5	4	12	60"
PATADAS DE TRÍCEPS	8	4	12	45"
PRESS FRANCÉS	12,5	4	12	60"
CRUNCH CON PIERNAS ENCOGIDAS	-	4	30	30"
DÍA 3				
PRESS DE BANCA	25	4	12	75"
PRESS INCLINADO	22,5	4	12	60"
CURL CONCENTRADO	12,5	4	10	45"
CURL INVERTIDO	7,5	4	12	45"
CURL CON MANCUERNAS	15	4	12	45"
ABDOMINALES INFERIORES	-	3	40	30"

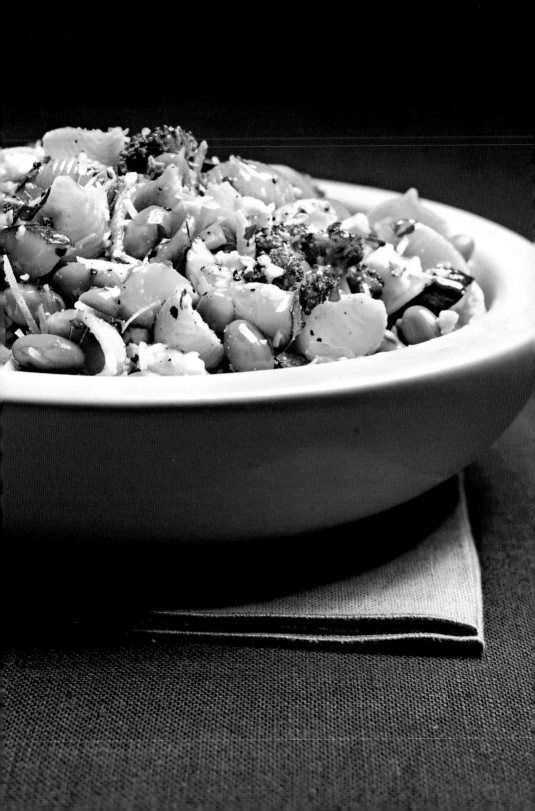

LA DIETA DE PACO RONCERO
DÍAS DE REPOSO

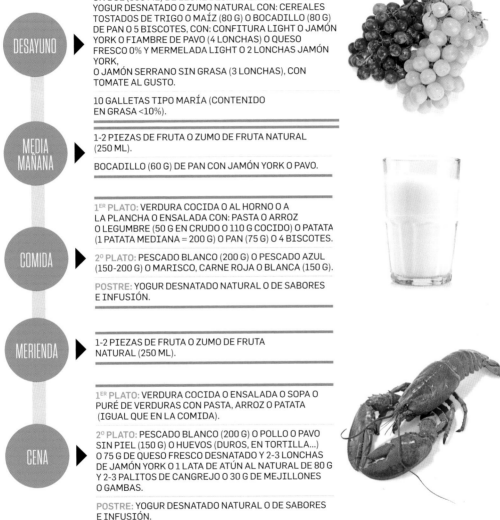

DESAYUNO

UN BOL (300 ML) DE LECHE DESNATADA CON CAFÉ O YOGUR DESNATADO O ZUMO NATURAL CON: CEREALES TOSTADOS DE TRIGO O MAÍZ (80 G) O BOCADILLO (80 G) DE PAN O 5 BISCOTES, CON: CONFITURA LIGHT O JAMÓN YORK O FIAMBRE DE PAVO (4 LONCHAS) O QUESO FRESCO 0% Y MERMELADA LIGHT O 2 LONCHAS JAMÓN YORK,
O JAMÓN SERRANO SIN GRASA (3 LONCHAS), CON TOMATE AL GUSTO.

10 GALLETAS TIPO MARÍA (CONTENIDO EN GRASA <10%).

MEDIA MAÑANA

1-2 PIEZAS DE FRUTA O ZUMO DE FRUTA NATURAL (250 ML).

BOCADILLO (60 G) DE PAN CON JAMÓN YORK O PAVO.

COMIDA

1ER PLATO: VERDURA COCIDA O AL HORNO O A LA PLANCHA O ENSALADA CON: PASTA O ARROZ O LEGUMBRE (50 G EN CRUDO O 110 G COCIDO) O PATATA (1 PATATA MEDIANA = 200 G) O PAN (75 G) O 4 BISCOTES.

2º PLATO: PESCADO BLANCO (200 G) O PESCADO AZUL (150-200 G) O MARISCO, CARNE ROJA O BLANCA (150 G).

POSTRE: YOGUR DESNATADO NATURAL O DE SABORES E INFUSIÓN.

MERIENDA

1-2 PIEZAS DE FRUTA O ZUMO DE FRUTA NATURAL (250 ML).

CENA

1ER PLATO: VERDURA COCIDA O ENSALADA O SOPA O PURÉ DE VERDURAS CON PASTA, ARROZ O PATATA (IGUAL QUE EN LA COMIDA).

2º PLATO: PESCADO BLANCO (200 G) O POLLO O PAVO SIN PIEL (150 G) O HUEVOS (DUROS, EN TORTILLA...) O 75 G DE QUESO FRESCO DESNATADO Y 2-3 LONCHAS DE JAMÓN YORK O 1 LATA DE ATÚN AL NATURAL DE 80 G Y 2-3 PALITOS DE CANGREJO O 30 G DE MEJILLONES O GAMBAS.

POSTRE: YOGUR DESNATADO NATURAL O DE SABORES E INFUSIÓN.

RECOMENDACIONES GENERALES PARA LOS DÍAS DE REPOSO

Consumir 3 cucharadas de aceite de oliva: 1,5 en la comida y 1,5 en la cena.
ENERGÍA: 2.000 CAL.

EJERCICIO	PESO	SERIES	REPETICIONES	DESCANSO
SEMANA 17				
DÍA 1				
JALÓN POLEA	60	4	12	60"
REMO EN MÁQUINA	60	4	15	60"
MÁQUINA HOMBRO POSTERIOR	45	4	15	60"
PRESS DE HOMBROS	40	4	15	60"
FONDOS EN PARALELAS	-	4	AL FALLO	60"
ABDOMINALES EN FITBALL	-	4	25	45"
DÍA 2				
PRESS DE BANCA SMITH	25	4	15	60"
PRESS INCLINADO	45	4	15	60"
CURL SENTADO	12,5	4	15	45"
POLEA DE BÍCEPS	25	4	15	60"
SENTADILLA SMITH	15	4	15	75"
ABDOMINALES EN MÁQUINA	50	4	15	45"
DÍA 3				
PULL OVER DORSAL	25	4	15	60"
REMO CON MANCUERNAS	25	4	12	45"
ELEVACIONES LATERALES	10	4	15	60"
PRESS DE HOMBROS	15	4	15	60"
FONDOS EN BANCO	-	4	AL FALLO	45"
PRESS FRANCÉS	15	4	15	60"
CRUNCH CON PIERNAS ENCOGIDAS	-	4	25	30"
SEMANA 18				
DÍA 1				
PEC DECK	55	4	12	60"
PRESS INCLINADO	22,5	4	12	60"
CURL CONCENTRADO	10	4	12	45"
CURL SENTADO	12	4	15	60"
ISQUIOS	35	4	15	60"
SENTADILLAS	15	4	15	75"
CRUNCH	-	4	25	30"
DÍA 2				
JALÓN POLEA	65	4	12	60"
REMO CON BARRA	10	4	15	45"

EJERCICIO	PESO	SERIES	REPETICIONES	DESCANSO
PRESS DE HOMBROS	12	4	15	45"
REMO AL CUELLO	7,5	4	12	45"
PATADAS DE TRÍCEPS	9	4	12	45"
JALÓN DE TRÍCEPS	15	4	15	45"
ABDOMINALES INFERIORES	-	3	50	30"
DÍA 3				
CRUCE DE POLEAS	12,5	4	12	45"
PRESS DE BANCA SMITH	25	4	12	60"
CURL MARTILLO	12	4	12	45"
CURL ALTERNO	12	4	12	45"
PESO MUERTO CON MANCUERNA	10	4	15	45"
SENTADILLA CON MANCUERNAS	10	4	15	45"
ABDOMINALES EN MÁQUINA	55	4	AL FALLO	30"

SEMANA 19

DÍA 1				
ELEVACIONES LATERALES	5	4	12	45"
PRESS DE HOMBROS SENTADO	14	4	12	45"
CURL FEMORAL	55	4	15	45"
GEMELOS	55	4	15	45"
SENTADILLA SMITH	15	4	15	60"
ISOMÉTRICOS	-	3	90"	30"
DÍA 2				
JALÓN POLEA	65	4	12	60"
PULL OVER DORSAL	28	4	15	45"
REMO EN POLEA A UNA MANO	25	4	12	45"
PRESS FRANCÉS	15	4	12	60"
JALÓN DE TRÍCEPS	17,5	5	15	45"
LEÑADOR CON POLEA ALTA	15	4	20	15"
DÍA 3				
PEC DECK	55	4	15	45"
PRESS DE BANCA	25	4	15	60"
PRESS INCLINADO	25	4	15	60"
CURL INVERTIDO	5	4	15	45"
CURL SENTADO	15	4	12	45"
ABDOMINALES INFERIORES	-	3	40	45"

EJERCICIO	PESO	SERIES	REPETICIONES	DESCANSO
SEMANA 20				

Igual que la semana 19.

SEMANA 21				
DÍA 1				
ELEVACIONES LATERALES	25	4	15	45"
MÁQUINA HOMBRO POSTERIOR	55	4	12	45"
PRESS DE HOMBROS	35	4	15	45"
ZANCADAS CON MANCUERNAS	10	4	12	45"
ISOMÉTRICOS	-	3	90"	30"
DÍA 2				
JALÓN POLEA A UNA MANO	25	4	15	45"
POLEA AL PECHO	55	4	15	60"
FONDOS EN MÁQUINA	60	4	12	45"
PRESS FRANCÉS EN MÁQUINA	30	4	15	45"
ABDOMINALES MÁQUINA	45	4	20	30"
DÍA 3				
CRUCE DE POLEAS	12,5	4	12	60"
PRESS INCLINADO	65	4	12	60"
CURL ALTERNO	15	4	10	45"
VEINTIUNO	10	4	21	60"
ABDOMINALES	-	4	30	30"

SEMANA 22				
DÍA 1				
ELEVACIONES LATERALES	10	4	15	60"
PRESS DE HOMBROS	14	4	12	60"
GEMELOS SENTADO	55	4	15	60"
ISQUIOS	55	4	15	60"
SENTADILLAS	15	4	15	75"
CRUNCH CON PIERNAS ENCOGIDAS	-	4	30	30"
DÍA 2				
DOMINADAS TRAS NUCA	-	4	AL FALLO	75"
REMO CON MANCUERNAS	25	4	12	45"
PRESS FRANCÉS	15	4	12	60"
JALÓN DE TRÍCEPS CON BARRA	35	4	15	45"

EJERCICIO	PESO	SERIES	REPETICIONES	DESCANSO
JALÓN DE TRÍCEPS CON CUERDA	15	4	15	60"
OBLICUOS	-	3	15	30"
DÍA 3				
CRUCE DE POLEAS	12,5	4	12	60"
FLEXIONES EN BOSU	-	4	AL FALLO	60"
PRESS INCLINADO	25	4	12	60"
CURL CONCENTRADO	10	4	12	45"
CURL CON BARRA	12,5	4	15	60"
ABDOMINALES INFERIORES	-	4	30	30"

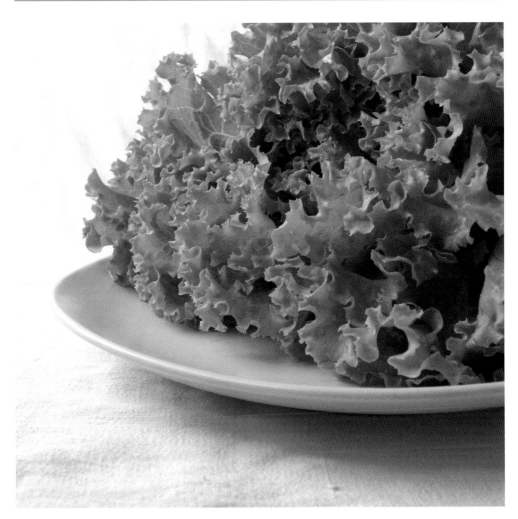

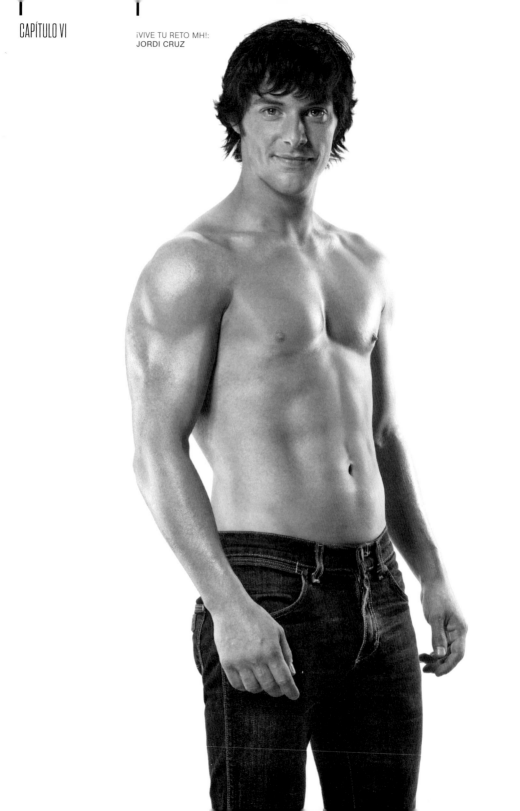

EL RETO MH DE JORDI CRUZ:
MARCAR SIX-PACK

El cocinero español más joven en recibir una estrella Michelin (a la tierna edad de 26 años, y desde entonces ha ganado una más) encabeza el fenómeno televisivo que ha llevado el interés por la cocina gourmet a cada hogar. *MasterChef* es el programa que lo ha hecho posible. Y Jordi Cruz, uno de los tres miembros del jurado que puntúa el trabajo de cada concursante. No lo vamos a negar: lo cierto es que tiene su gracia eso del evaluador evaluado. Pero Jordi Cruz es, además del chef más popular del momento, el responsable de los manjares que se sirven en el restaurante Ábac de Barcelona. Y un tipo que asumió el Reto MH 2014 con mucho entusiasmo. "Cuando me lo propusieron, no lo dudé ni por un instante. Me lo tomo como un complemento a mi trabajo, algo con lo que puedo aprender mejores hábitos y ampliar mis conocimientos sobre alimentación."

Como en el Reto MH de Paco Roncero, el hecho de ser un profesional constantemente rodeado de comida suponía una dificultad añadida... o eso creíamos. "Estar siempre en contacto con los alimentos no quiere decir estar siempre comiendo. Pero sí creo que es la dieta lo que más me va a costar, por todo el tiempo que voy a necesitar para prepararme los platos y respetar los gramajes que me han recomendado. Es algo que requiere atención si quieres hacerlo bien", explicaba al iniciar su particular aventura.

La alimentación era uno de los aspectos del Reto MH que más le interesaba a Jor-di. Y así lo demostró. La nutricionista Anabel Fernández fue la responsable de mejorar los hábitos alimenticios de nuestro retado. Lo hizo enseñándole, poco a poco, a enfrentarse de la manera más saludable a todas esas situaciones en las que uno no puede decidir la comida que se sirve: un cóctel de empresa, una cata, la escasa variedad del catering de un tren o un avión... Salvar ese tipo de casos era clave en el Reto MH de Jordi Cruz, un hombre que suele llegar a su casa en torno a las dos de la madrugada cada día, cuando no es la cama de un hotel la que le espera. "Lo que más me ha sorprendido de Jordi es su actitud", decía Anabel Fernández al comienzo. "Lo veo con muchas ganas, deseando aprender y trabajar. Por suerte, no tiene problemas con la comida. Le gusta de todo, lo cual es un punto muy positivo; no tendremos que hacer malabares con ningún grupo de alimentos, solo habrá que buscar platos preparados a su gusto. Ese reto es para el equipo, en el sentido de que nos obligará a ser creativos y buscar soluciones a los problemas que vayan surgiendo." Así, Anabel trabajó codo con codo con Fito para diseñar un plan nutricional según las necesidades de cada una de las fases del entrenamiento.

Para medir objetivamente los avances en la báscula, resolver dudas y llevar un control, Jordi y Anabel se vieron cada diez días. Eso les permitió establecer una comunicación constante en la que Jordi planteaba con toda sinceridad los obstáculos que había encontrado en su camino durante los últimos días. La falta de tiempo para hacer un mínimo de cinco comidas al día fue, sin

El retado
JORDI CRUZ
▼

Edad
35 AÑOS

Profesión
COCINERO

Inicio
DICIEMBRE 2013

Final
MARZO 2014

Entrenador
FITO FLORENSA

duda, el más habitual. ¿Y cuál fue la solución? Reforzar las comidas que sí podía hacer, prestando una atención especial a las proteínas.

El entrenamiento con Fito Florensa empezó con buen pie. "Al comenzar a trabajar con Jordi me quedaron claros dos rasgos de su personalidad muy marcados: es una persona con una tremenda disciplina para el trabajo y respeta enormemente a los profesionales que lo rodean," nos contaba Fito sobre nuestro retado. "Diría que es una persona con buena genética y un potencial alucinante." Algo en lo que también coincidía el médico deportivo Ignacio Muro: "Jordi es un tipo con una buena masa muscular y una capacidad de trabajo increíble. A nivel de coordinación de movimientos, es una verdadera máquina, me quedé muy gratamente sorprendido con su nivel, y no lo digo porque sí: fue algo que pude ver en el transcurso de las pruebas físicas a las que le sometimos. Sus resultados fueron muy buenos, tanto en el equilibrio de la bici como en el esfuerzo a la hora de correr".

Sin embargo, no todo iba a ser un camino de rosas. La falta de actividad de Jordi en los últimos años también le pasaba factura, sobre todo en lo referido al trabajo postural. "A pesar de estar motivado y tener una gran capacidad de aprendizaje, está muy verde en cómo realizar correctamente las posturas", confesaba Fito. Fue el aspecto del entrenamiento en el que más trabajaron.

Pero ¿cuáles fueron las razones de Jordi Cruz para asumir el Reto MH? Cuando, en la entrevista inicial, le preguntamos qué buscaba exactamente, nos contestó lo siguiente: "Me gustaría recuperar la sensación que tienes cuando eres joven, sentirme más vital. Mi profesión es muy sacrificada. Entras a trabajar a las nueve de la mañana y sales en algún momento entre la una y las dos de la madrugada. Por mucho que quieras evitar el estrés, al final una rutina así termina machacándote. Creo que es estupendo hacer una cosa distinta que te saque de tu rutina y te dé la energía que te da el deporte. En otras palabras, lo que busco en el Reto MH es intentar encontrar un equilibrio entre el trabajo y el deporte. ¡Y adquirir unos hábitos de vida saludables!".

Esto es lo que ocurrió entre el dicho y el hecho.

EL PUNTO DE PARTIDA

Inconvenientes: Ser el cocinero más mediático del momento implica tener una agenda muy apretada. Con el restaurante Ábac en Barcelona, el plató de TVE en Madrid

y los innumerables compromisos publicitarios por todas partes, a Jordi no le resultaba precisamente fácil encontrar tiempo para entrenar.

Ventajas: Una gran disciplina y una rápida adaptación a los movimientos. Además, conoce muy bien qué le aporta cada alimento, de manera que sabía adaptar las comidas a sus objetivos del Reto MH incluso en situaciones imprevistas.

EL OBJETIVO

Reducir el perímetro abdominal y el porcentaje de grasa para marcar six-pack. Aumentar la masa muscular para acelerar el metabolismo.

LA ESTRATEGIA

Dividir el entrenamiento en dos etapas: la primera, centrada en aprender la técnica de los ejercicios, en perder grasa y en aumentar la resistencia. La segunda, buscando el aumento de la masa muscular, la definición y un poco de hipertrofia. En ambas, el entrenador Fito Florensa dio una especial importancia a los ejercicios funcionales con el peso del propio cuerpo, y en especial a los ejercicios compuestos, como los *thrusters*, y las superseries.

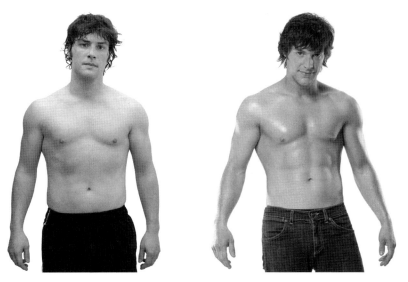

SU EVOLUCIÓN

	INICIO	1ER MES	2º MES	3ER MES	4º MES
PESO	79,3 kg	76,2 kg	73,9 kg	71,5 kg	70,4 kg
% GRASA	20,3	17,5	15,5	14	11,1
CINTURA	88 cm	85 cm	82,5 cm	81 cm	79 cm
BRAZO	29 cm	31 cm	32 cm	34 cm	34,5 cm
PECHO	96 cm	97 cm	97 cm	97,5 cm	98 cm
MUSLO	53 cm	53 cm	53 cm	54 cm	54 cm

LA VALORACIÓN DEL ENTRENADOR, FITO FLORENSA

"La verdad es que con Jordi Cruz había mucha expectación y por eso teníamos los nervios a flor de piel. Pero al final salió bien. Desde el primer momento, Jordi dejó muy claro que su compromiso con el Reto MH era absoluto. Tanto a mí como al resto del equipo que participó en esta aventura nos dejó claro que es un tío de fiar, honesto, trabajador y con verdaderas ganas de cambiar su estilo de vida. Es algo que va más allá de la imagen: Jordi ha mejorado su relación peso-potencia, su frecuencia cardíaca, su umbral anaeróbico y aeróbico... en resumen, todos los parámetros que indican que su estado de forma física es mucho mejor. Ya ves: otro caso más que demuestra que, si quieres, puedes. Y Jordi quería."

LA VALORACIÓN DE LA NUTRICIONISTA, ANABEL FERNÁNDEZ

"Jordi Cruz me ha dejado muy buenas sensaciones con este Reto MH. Ha sido algo más que otro paciente. Comencé con mis dudas, ya que al tratarse de un cocinero profesional, debe probar todos y cada uno de los platos que hace. Pero él busca la superación, algo que ha sido decisivo a la hora de obtener unos muy buenos resultados. Pese a todas las circunstancias adversas que le han rodeado y las dificultades que ha podido tener, nuestro retado ha respetado el ejercicio y la dieta pautada. El resultado es obvio (¡y visible!): ha perdido unos nueve kilos y ha reducido un 9% de grasa. Por supuesto, también se lleva consigo una nueva actitud ante la vida que seguro que no abandonará jamás."

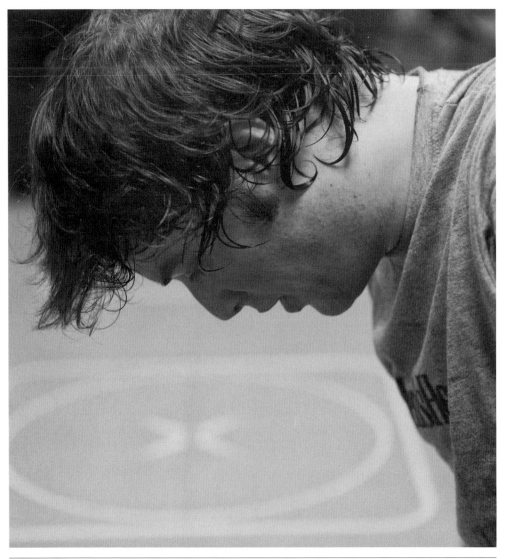

LA VALORACIÓN DE JORDI CRUZ

"Yo no recuerdo haber pesado nunca 70 kilos. Siempre he pesado 80. En realidad, a los 18 años ya pesaba 80. ¡Quién me iba a decir a mí por entonces que terminaría en la portada de *Men's Health*! Creo que está muy bien el hecho de que un cocinero hable de salud, de buenos hábitos alimentarios, de comer bien, de cuidarse... y que además demuestre que es posible hacerlo aunque se tenga una vida de locos. No es bueno hacer lo que hacen casi todos los cocineros: no comen a lo largo del día, llegan a casa a las dos de la mañana, encienden la tele y abren la nevera para buscar cochinadas. Eso ya no me va a pasar a mí. Si este capítulo se convierte en un ejemplo a seguir o en una inspiración para alguien, yo: feliz. De todas formas, no niego que, para mí, el Reto MH ha sido una aportación descaradamente egoísta. Me apetecía mimarme y dedicarme un tiempo. Hay ciertos hábitos que no se tienen que perder. Porque el deporte es algo que te da vida. Te da chispa. Y mucha."

EL ENTRENAMIENTO DE JORDI CRUZ

EJERCICIO	PESO	SERIES	REPETICIONES	DESCANSO
SEMANA 1 (FASE 1)				
DÍA 1				
SENTADILLAS	-	3	12	45"
THRUSTERS	7	3	10	45"
TIJERAS	-	3	12	45"
ELEVACIÓN DE CADERAS	-	3	10	45"
PLANCHA	-	2	12"	45"
PLANCHA LATERAL	-	2	12"	45"
DÍA 2				
PRESS DE BANCA	10	3	12	45"
PRESS DE BANCA INCLINADO	10	3	12	45"
JALÓN POLEA	35	3	12	45"
JALÓN POLEA AGARRE ESTRECHO	35	3	10	45"
ENCOGIMIENTO DE PIERNAS CON FITBALL	-	2	10	45"
LEÑADOR CON MANCUERNA	5	2	8 POR LADO	45"
DÍA 3				
CALENTAMIENTO: CAMINAR DURANTE 5 MINUTOS YENDO CADA VEZ MÁS RÁPIDO, EN PROGRESIÓN.				
30 MINUTOS DE RUNNING A RITMO MEDIO-BAJO EN TERRENO LLANO.				

SEMANA 2

Igual que la semana 1.

SEMANA 3

Igual que la semana 1.

SEMANA 4

DÍA 1				
PRESS DE BANCA	12,5	4	10	-
DOMINADAS	-	4	6	45"
PRESS DE BANCA INCLINADO	10	3	10	-
DOMINADAS CON AGARRE ESTRECHO	-	3	6	45"
ABERTURAS DE PIE EN POLEA	10	2	10	-

EJERCICIO	PESO	SERIES	REPETICIONES	DESCANSO
REMO EN POLEA BAJA	40	2	10	45"
DÍA 2				
THRUSTERS	12,5	4	10	-
SENTADILLA + SALTOS AL CAJÓN	-	4	6	45"
TIJERAS CON MANCUERNAS	10	3	10	-
TIJERAS CON SALTO ALTERNAS	-	3	6	45"
ENCOGIMIENTO DE PIERNAS CON FITBALL	-	2	10	-
PLANCHA LATERAL	-	2	10"	45"
DÍA 3				
FLEXIONES JUDO	-	4	10	-
JALÓN POLEA	40	4	10	45"
FLEXIONES DECLINADAS	-	3	10	-
JALÓN POLEA CON AGARRE ESTRECHO	40	3	10	45"
FLEXIONES	-	3	10	-
CURL DE BÍCEPS	8	3	10	45"
DÍA 4				

CALENTAMIENTO: CAMINAR DURANTE 5 MINUTOS YENDO CADA VEZ MÁS RÁPIDO, EN PROGRESIÓN.

10 MINUTOS DE RUNNING A RITMO MEDIO-BAJO + 20 MINUTOS EN ASCENSO CONTINUO POR MONTAÑA A RITMO BAJO Y CON PASOS CORTOS + 4 SUPERSERIES DE SENTADILLAS Y SALTO (10 REPS./SERIE) + PLANCHA (15"/SERIE) CON DESCANSO DE 45" ENTRE SERIES + BAJADA A RITMO ALTO.

SEMANA 5

	PESO	SERIES	REPETICIONES	DESCANSO
DÍA 1				
THRUSTERS	12,5	6	10	-
SENTADILLAS + SALTOS AL CAJÓN	-	6	6	45"
ZANCADAS CON MANCUERNAS POR ENCIMA DE LA CABEZA	8	4	20 PASOS	-
TIJERAS CON SALTO ALTERNAS	-	4	10	45"
ENCOGIMIENTO DE PIERNAS CON FITBALL	-	3	10	-
ESTABILIZACIÓN EN T	-	3	10	45"
DÍA 2				
PRESS DE BANCA	15	4	10	-
DOMINADAS	-	4	6	45"
PRESS DE BANCA INCLINADO	12,5	4	10	-
DOMINADAS CON AGARRE ESTRECHO	-	4	6	45"

EJERCICIO	PESO	SERIES	REPETICIONES	DESCANSO
ABERTURAS EN POLEA DE PIE	10	3	10	-
REMO EN POLEA BAJA	45	3	10	45"
DÍA 3				
THRUSTERS	12,5	6	10	-
SENTADILLAS + SALTOS AL CAJÓN	-	6	6	45"
ZANCADAS CON MANCUERNAS	8	4	20 PASOS	-
TIJERAS CON SALTO ALTERNAS	-	4	10	45"
ENCOGIMIENTO DE PIERNAS CON FITBALL	-	3	10	-
ESTABILIZACIÓN EN T	-	3	10	45"
DÍA 4				

CALENTAMIENTO: CAMINAR DURANTE 5 MINUTOS YENDO CADA VEZ MÁS RÁPIDO, EN PROGRESIÓN.

10 KILÓMETROS DE RUNNING AL 65% DE LA FCMÁX.

SEMANA 6

Igual que la semana 5.

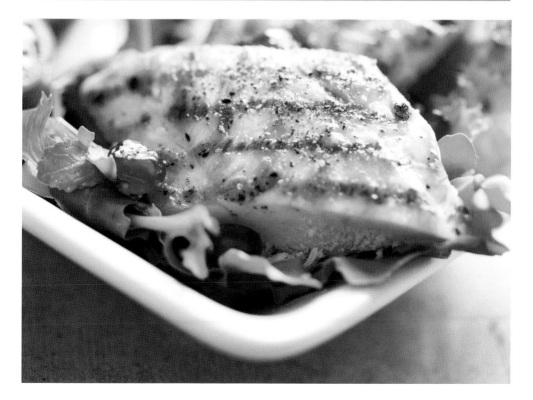

LA DIETA DE JORDI CRUZ
DÍAS DE EJERCICIO

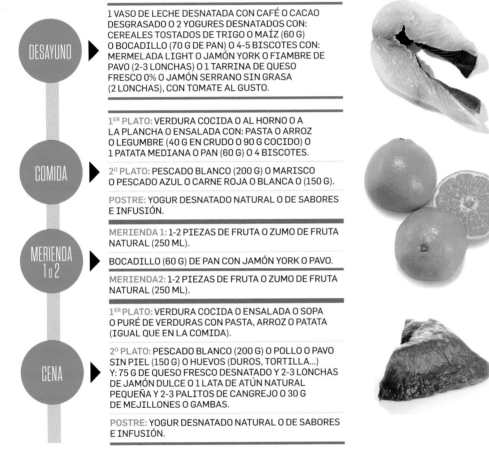

DESAYUNO

1 VASO DE LECHE DESNATADA CON CAFÉ O CACAO DESGRASADO O 2 YOGURES DESNATADOS CON: CEREALES TOSTADOS DE TRIGO O MAÍZ (60 G) O BOCADILLO (70 G DE PAN) O 4-5 BISCOTES CON: MERMELADA LIGHT O JAMÓN YORK O FIAMBRE DE PAVO (2-3 LONCHAS) O 1 TARRINA DE QUESO FRESCO 0% O JAMÓN SERRANO SIN GRASA (2 LONCHAS), CON TOMATE AL GUSTO.

COMIDA

1ER PLATO: VERDURA COCIDA O AL HORNO O A LA PLANCHA O ENSALADA CON: PASTA O ARROZ O LEGUMBRE (40 G EN CRUDO O 90 G COCIDO) O 1 PATATA MEDIANA O PAN (60 G) O 4 BISCOTES.

2º PLATO: PESCADO BLANCO (200 G) O MARISCO O PESCADO AZUL O CARNE ROJA O BLANCA O (150 G).

POSTRE: YOGUR DESNATADO NATURAL O DE SABORES E INFUSIÓN.

MERIENDA 1 o 2

MERIENDA 1: 1-2 PIEZAS DE FRUTA O ZUMO DE FRUTA NATURAL (250 ML).

BOCADILLO (60 G) DE PAN CON JAMÓN YORK O PAVO.

MERIENDA 2: 1-2 PIEZAS DE FRUTA O ZUMO DE FRUTA NATURAL (250 ML).

CENA

1ER PLATO: VERDURA COCIDA O ENSALADA O SOPA O PURÉ DE VERDURAS CON PASTA, ARROZ O PATATA (IGUAL QUE EN LA COMIDA).

2º PLATO: PESCADO BLANCO (200 G) O POLLO O PAVO SIN PIEL (150 G) O HUEVOS (DUROS, TORTILLA...) Y: 75 G DE QUESO FRESCO DESNATADO Y 2-3 LONCHAS DE JAMÓN DULCE O 1 LATA DE ATÚN NATURAL PEQUEÑA Y 2-3 PALITOS DE CANGREJO O 30 G DE MEJILLONES O GAMBAS.

POSTRE: YOGUR DESNATADO NATURAL O DE SABORES E INFUSIÓN.

RECOMENDACIONES GENERALES PARA LOS DÍAS DE EJERCICIO

Consumir 3 cucharadas de aceite de oliva al día: 1,5 en la comida y 1,5 en la cena.

Durante el entrenamiento
La primera hora de entrenamiento, tomar de 300 a 500 ml de agua.
A partir de una hora de entrenamiento, tomar para la reposición de líquidos y electrolitos: 500-600 ml de bebida isotónica por hora. Se puede completar con agua mineral.
A los 60 minutos se puede tomar una fruta, un gel o una barrita.

Después del entrenamiento
Rehidratarse correctamente. Para hacerlo con más exactitud, pesarse antes y después de realizar el ejercicio, y multiplicar el peso perdido por 1,5 para saber cuánto líquido se debe tomar.

ENERGÍA: 1.870 CAL.

EJERCICIO	PESO	SERIES	REPETICIONES	DESCANSO
SEMANA 7				
DÍA 1				
THRUSTERS	15	6	10	-
SENTADILLAS + SALTOS AL CAJÓN	-	6	10	45"
ELEVACIÓN DE CADERAS	-	5	15	-
SALTOS LATERALES	-	5	12	45"
VERTICAL EN LA PARED	-	5	10"	-
PLANCHA CON ELEVACIÓN	-	5	8 POR LADO	-
CURL DE BÍCEPS	10	5	10	45"
DÍA 2				
SESIÓN DE TACFIT				
DÍA 3				
PRESS DE HOMBROS CON MANCUERNAS	15-17,5-20-22,5-25	5	25-20-15-12-10	-
FLEXIONES JUDO	-	5	10	-
DOMINADAS	-	5	10	60"
PRESS DE BANCA EN FITBALL	20	4	10	-
FLEXIONES SPIDERMAN	-	4	10 POR LADO	-
DOMINADAS CON AGARRE ESTRECHO	-	4	8	60"
ABERTURAS EN POLEA DE PIE	10	4	10	-
PRESS FRANCÉS CON BARRA EZ	15	4	12	-
REMO EN POLEA BAJA	55	4	10	60"
DÍA 4				

CALENTAMIENTO: CAMINAR DURANTE 5 MINUTOS YENDO CADA VEZ MÁS RÁPIDO, EN PROGRESIÓN.

90 MINUTOS DE RUNNING EN TERRENO CON DESNIVELES, REPARTIDOS DEL SIGUIENTE MODO:

30 MINUTOS AL 65-70% DE LA FCMÁX.

60 MINUTOS ALTERNANDO: 1 MINUTO AL 80-85% Y 2 MINUTOS AL 70-75% DE LA FCMÁX.

30 MINUTOS AL 65-70% DE LA FCMÁX.

SEMANA 8

Igual que la semana 7, sustituyendo la sesión de TacFit por una de kick-boxing.

SEMANA 9				
DÍA 1				
THRUSTERS	15	6	10	-
SENTADILLAS + SALTOS AL CAJÓN	-	6	10	45"

EJERCICIO	PESO	SERIES	REPETICIONES	DESCANSO
ELEVACIÓN DE CADERAS	-	5	15	-
SALTOS LATERALES	-	5	12	45"
VERTICAL EN LA PARED	-	5	10"	-
PLANCHA CON ELEVACIÓN CONTRALATERAL	-	5	8 POR LADO	-
CURL DE BÍCEPS	10	5	10	45"

DÍA 2

NADAR 1.750 METROS, REPARTIDOS DEL SIGUIENTE MODO:

300 METROS ESTILO LIBRE (CROL) + 200 METROS ESPALDA + 100 METROS BRAZA + 50 METROS MARIPOSA + 100 METROS CON TABLA EN LAS MANOS Y PIES DE CROL + 100 METROS CON TABLA EN LAS MANOS Y PIES DE MARIPOSA + 100 METROS CON TABLA EN LAS MANOS Y PIES DE BRAZA + 100 METROS BRAZOS DE CROL CON PALAS EN LAS MANOS Y PULL-BOY ENTRE LAS PIERNAS + 100 METROS ESPALDA + 100 METROS CON BRAZOS DE BRAZA + 4 X (100 METROS ESTILO LIBRE AL MÁXIMO DE POSIBILIDADES) + 100 METROS RELAX.

DÍA 3

EJERCICIO	PESO	SERIES	REPETICIONES	DESCANSO
PRESS DE HOMBROS EN FITBALL	15-17,5-20-22,5-25	5	25-20-15-12-10	-
FLEXIONES JUDO	-	5	10	-
DOMINADAS	-	5	10	60"
PRESS DE BANCA INCLINADO	20	4	10	-
FLEXIONES SPIDERMAN	-	4	10 POR LADO	-
DOMINADAS CON AGARRE ESTRECHO	-	4	8	60"
ABERTURAS EN POLEA DE PIE	10	4	10	-
PRESS FRANCÉS CON BARRA EZ	15	4	12	-
REMO EN POLEA BAJA	55	4	10	60"

DÍA 4

CALENTAMIENTO: CAMINAR DURANTE 5 MINUTOS YENDO CADA VEZ MÁS RÁPIDO, EN PROGRESIÓN.

90 MINUTOS DE RUNNING EN TERRENO CON DESNIVELES, REPARTIDOS DEL SIGUIENTE MODO:

30 MINUTOS AL 65-70% DE LA FCMÁX.

60 MINUTOS ALTERNANDO: 1 MINUTO AL 80-85% Y 2 MINUTOS AL 70-75% DE LA FCMÁX.

30 MINUTOS AL 65-70% DE LA FCMÁX.

SEMANA 10

IGUAL QUE LA SEMANA 9, SUSTITUYENDO LA NATACIÓN POR 90 MINUTOS DE REMO EN KAYAK. AL TERMINAR, UN TÁBATA COMBINANDO 2 EJERCICIOS: BURPEES Y FLEXIONES DE BRAZOS.

SEMANA 11

Igual que la semana 9.

SEMANA 12

Igual que la semana 10.

LA DIETA DE JORDI CRUZ
DÍAS DE REPOSO

DESAYUNO

1 VASO DE LECHE DESNATADA CON CAFÉ O CACAO DESGRASADO O 2 YOGURES DESNATADOS O 1 VASO DE YOGUR LÍQUIDO.

6 GALLETAS TIPO MARÍA (<10% GRASA, 1-2 DÍAS A LA SEMANA) O 2-3 BISCOTES INTEGRALES CON: MERMELADA LIGHT O QUESO 0% O 2 LONCHAS DE JAMÓN YORK O PAVO O 40 G DE CEREALES TOSTADOS PARA DESAYUNO.

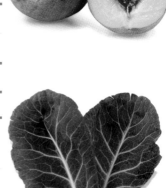

COMIDA

1ER PLATO: VERDURA COCIDA O AL HORNO O A LA PLANCHA O ENSALADA.

PASTA, ARROZ O LEGUMBRE (40 G EN CRUDO O 90 G COCIDO) O PAN (60 G) O 4 BISCOTES O 2 PATATAS PEQUEÑAS.

2º PLATO: CARNE ROJA O BLANCA (150 G) O PESCADO BLANCO (200 G) O MARISCO O PESCADO AZUL (150 G).

POSTRE: YOGUR DESNATADO NATURAL O DE SABORES.

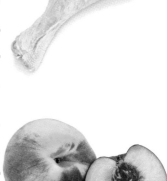

MERIENDA 1 o 2

MERIENDA 1: 1-2 PIEZAS DE FRUTA O ZUMO DE FRUTA NATURAL.

BOCADILLO (60 G DE PAN) CON JAMÓN YORK O PAVO Y TOMATE.

MERIENDA 2: 1-2 PIEZAS DE FRUTA O ZUMO DE FRUTA NATURAL.

CENA

1ER PLATO: VERDURA COCIDA O ENSALADA O PURÉ DE VERDURAS. 1 PATATA PEQUEÑA O 2 BISCOTES O 30 G DE PAN O 20 G EN CRUDO O 50 G EN COCIDO DE PASTA, ARROZ O LEGUMBRES.

2º PLATO: PESCADO BLANCO (200 G) O POLLO O PAVO SIN PIEL (150 G) O HUEVOS (3 YEMAS A LA SEMANA).

QUESO 0% (100 G) Y 2 LONCHAS DE JAMÓN DULCE O PAVO O 1 LATA DE ATÚN NATURAL PEQUEÑA Y 2-3 PALITOS DE CANGREJO (O 30 G DE MEJILLONES O GAMBAS).

POSTRE: YOGUR DESNATADO NATURAL O DE SABORES. INFUSIÓN.

RECOMENDACIONES GENERALES PARA LOS DÍAS DE REPOSO

El aceite de oliva permitido son 3 cucharadas al día: 1,5 en la comida y 1,5 en la cena.
ENERGÍA: 1.640 CAL.

EJERCICIO	PESO	SERIES	REPETICIONES	DESCANSO
SEMANA 13				
DÍA 1				
PRESS DE HOMBROS	8-10-10-12,5-12,5	5	20-15-12-10-8	-
CURL DE BÍCEPS	8-8-10-10-12,5	5	15-15-12-12-10	-
FLEXIONES DIAMANTE	-	5	12	45"
ELEVACIONES LATERALES	7	4	10	-
CURL DE BÍCEPS	20	4	10	-
PRESS FRANCÉS	8	4	10	45"
PÁJAROS	6	4	10	-
CURL MARTILLO	8	4	10	-
PRESS FRANCÉS EN POLEA ALTA	25	4	10	45"
REMO INVERTIDO	-	3	10	-
ENCOGIMIENTO DE PIERNAS CON FITBALL	-	3	10	-
PLANCHA LATERAL	-	3	10"	45"
DÍA 2				
CALENTAMIENTO: CAMINAR DURANTE 5 MINUTOS YENDO CADA VEZ MÁS RÁPIDO, EN PROGRESIÓN.				
60 MINUTOS DE RUNNING AL 70-75% DE LA FCMÁX.				
DÍA 3				
SENTADILLAS CON MANCUERNAS	15-17,5-20-22,5-25	5	25-20-15-12-10	-
SENTADILLAS + SALTOS	-	5	10	60"
ZANCADA ROTATORIA CON MANCUERNAS	8	4	10	-
ZANCADA LATERAL CON MANCUERNAS	10	4	10	60"
ELEVACIÓN DE CADERAS + CURL FEMORAL EN FITBALL	-	3	10	-
PLANCHA LATERAL A UNA PIERNA	-	3	15"	-
FLEXIÓN PLANTAR	15	3	12	60"
DÍA 4				
90 MINUTOS DE RUNNING EN TERRENO CON DESNIVELES, REPARTIDOS DEL SIGUIENTE MODO:				
30 MINUTOS AL 65-70% DE LA FCMÁX.				
60 MINUTOS ALTERNANDO: 1 MINUTO AL 80-85% Y 2 MINUTOS AL 70-75% DE LA FCMÁX.				
30 MINUTOS AL 65-70% DE LA FCMÁX.				
DÍA 5				
PRESS DE BANCA CON MANCUERNAS	15-17,5-20-22,5-25	5	25-20-15-12-10	-
BURPEE SIN FLEXIÓN	-	5	10	-

EJERCICIO	PESO	SERIES	REPETICIONES	DESCANSO
DOMINADAS	-	5	10	60"
PRESS INCLINADO	17,5	4	10	-
ZANCADA CON ROTACIÓN + EXTENSIÓN DE RODILLA	-	4	10	-
DOMINADAS CON AGARRE SUPINO	-	4	8	60"
ABERTURAS EN POLEA DE PIE	12	4	10	-
MEDIA ARRANCADA CON KETTLEBELL	8	3	8 POR LADO	-
REMO INVERTIDO	-	3	10	60"

SEMANA 14

Igual que la semana 13.

SEMANA 15

Igual que la semana 13.

SEMANA 16

DÍA 1

	PESO	SERIES	REPETICIONES	DESCANSO
PRESS DE HOMBROS CON MANCUERNAS EN FITTBALL	8-10-10-12,5-12,5	5	20-15-12-10-8	-
CURL DE BÍCEPS CON MANCUERNAS	8-8-10-10-12,5	5	15-15-12-12-10	-
FLEXIONES DIAMANTE	-	5	12	45"
ELEVACIONES LATERALES CON MANCUERNAS	7	4	10	-
CURL DE BÍCEPS EN POLEA	20	4	10	-
PRESS FRANCÉS CON BARRA EZ	8	4	10	45"
PÁJAROS	6	4	10	-
CURL MARTILLO	8	4	10	-
PRESS FRANCÉS EN POLEA ALTA	25	4	10	45"
REMO INVERTIDO	-	3	10	-
ENCOGIMIENTO DE PIERNAS CON FITBALL	-	3	10	-
PLANCHA LATERAL	-	3	10"	45"

DÍA 2

CALENTAMIENTO: CAMINAR DURANTE 5 MINUTOS YENDO CADA VEZ MÁS RÁPIDO, EN PROGRESIÓN.

60 MINUTOS DE RUNNING AL 70-75% DE LA FCMÁX.

EJERCICIO	PESO	SERIES	REPETICIONES	DESCANSO
DÍA 3				
SENTADILLAS CON MANCUERNAS	15-17,5-20-22,5-25	5	25-20-15-12-10	-
SENTADILLAS + SALTOS	-	5	10	60"
ZANCADA ROTATORIA CON MANCUERNAS	8	4	10	-
ZANCADA LATERAL CON MANCUERNAS	10	4	10	60"
ELEVACIÓN DE CADERAS + CURL FEMORAL EN FITBALL	-	3	10	-
PLANCHA LATERAL A UNA PIERNA	-	3	15"	-
FLEXIÓN PLANTAR CON MANCUERNAS	15	3	12	60"
DÍA 4				
90 MINUTOS DE RUNNING EN TERRENO CON DESNIVELES, REPARTIDOS DEL SIGUIENTE MODO: 30 MINUTOS AL 65-70% DE LA FCMÁX. 60 MINUTOS ALTERNANDO: 1 MINUTO AL 80-85% Y 2 MINUTOS AL 70-75% DE LA FCMÁX. 30 MINUTOS AL 65-70% DE LA FCMÁX.				
DÍA 5				
PRESS DE BANCA CON MANCUERNAS	15-17,5-20-22,5-25	5	25-20-15-12-10	-
BURPEE SIN FLEXIÓN	-	5	10	-
DOMINADAS	-	5	10	60"
PRESS INCLINADO CON MANCUERNAS	17,5	4	10	-
ZANCADA CON ROTACIÓN + EXTENSIÓN DE RODILLA	-	4	10	-
DOMINADAS CON AGARRE SUPINO	-	4	8	60"
ABERTURAS EN POLEA DE PIE	12	4	10	-
MEDIA ARRANCADA CON KETTLEBELL	8	3	8 POR LADO	-
REMO INVERTIDO	-	3	10	60"

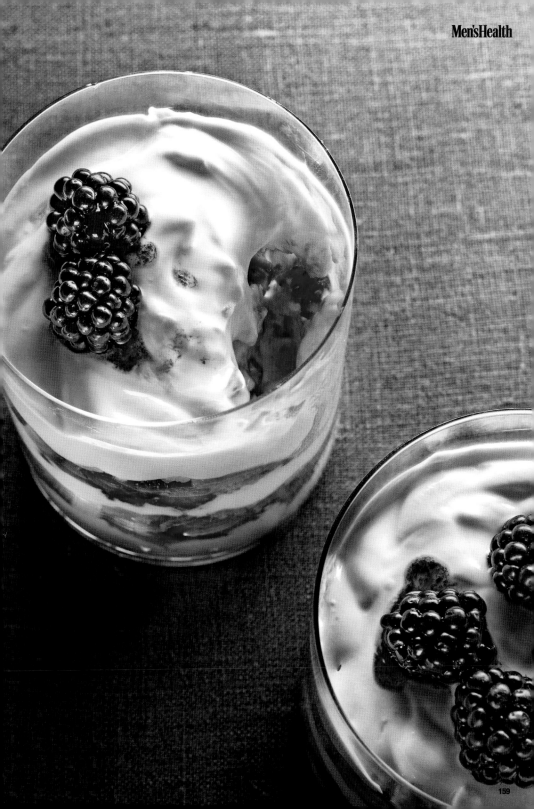

¡VIVE TU RETO MH!:
URI SABAT

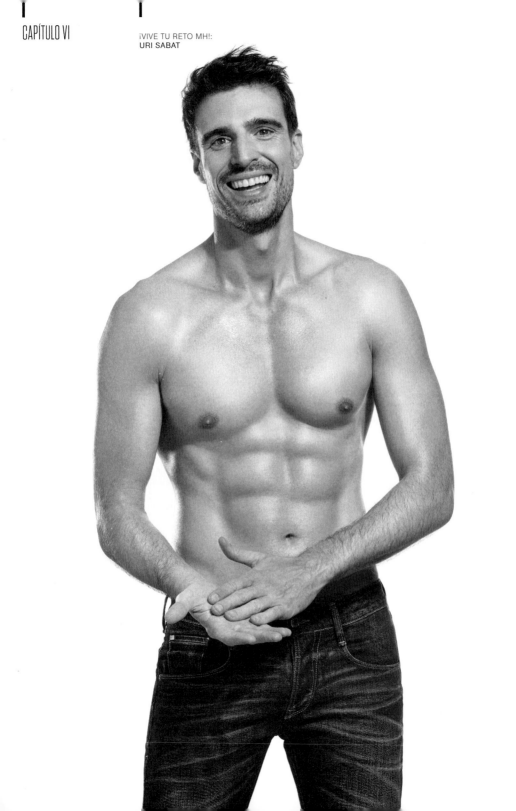

EL RETO MH DE URI SABAT:
DE FLACO A FUERTE

Presentador todoterreno, desde septiembre de 2016 está a la cabeza del programa de radio *Radiotubers* en Los 40 Principales. Uri es de esos tipos que desprende buen rollo y que te lo hace pasar en grande porque se nota que disfruta con su trabajo. Es una estrella de las redes sociales, donde cada día miles de seguidores contemplan las bambalinas del programa a través de sus *stories* de Instagram como si se tratara del agujero de una cerradura.

El Reto de Uri tuvo una particularidad: se planteó como un pique con el humorista Jorge Cremades, de quien es amigo desde hace tiempo. De hecho, esa fue una de las claves del éxito de ambos. La competencia entre Uri y Jorge fue la principal fuente de motivación para entrenar cada día y, sobre todo, para llevar adelante la dieta. Durante meses, fueron uña y carne.

Uri partía con algo de ventaja respecto a Jorge. Había practicado bastante deporte en el pasado, hasta el punto de haber corrido tres medias maratones. Y, aunque hacía tiempo que no entrenaba, quien tuvo retuvo. "No me cuesta levantarme y entrenar", confesaba al comienzo de su Reto. "Me gusta hacer pesas, correr, montar en bici... El terreno deportivo no es problema porque siempre he hecho algo de ejercicio. Donde creo que lo voy a tener más difícil, por mi trabajo y mi personalidad, es a la hora de mantener la dieta." Se adelantaba así a la parte más complicada del Reto MH. Pero incluso ahí, ya apuntaba maneras desde el principio. Cuando el primer día les sometimos a la prueba de elegir los productos alimenticios que les resultaban más familiares en su compra habitual, Uri optó por los más saludables. ¡Sacó nota!

EL PUNTO DE PARTIDA

Inconvenientes: El Reto junto a Jorge establecía un punto comparativo más allá de su evolución individual. Al haber entrenado antes, su margen de mejora era menor que el de Jorge.

Ventajas: Un pasado relativamente deportivo que había dejado en él una buena calidad muscular, una afición por deportes muy variados, una cierta cultura alimenticia, un porcentaje de grasa inicial no demasiado elevado y, sobre todo, una gran capacidad de compromiso, orden y disciplina. Además, tenía una buena estructura corporal.

EL OBJETIVO

En un plazo de cuatro meses, Uri Sabat debía deshacerse de un 5-6% de grasa y ganar masa muscular.

LA ESTRATEGIA

Dividir los cuatro meses en tres fases o mesociclos: adaptación, transformación e integración. A su vez, cada fase o mesociclo está dividida en cinco microciclos, de una semana de duración cada uno. En la primera fase, el objetivo es aumentar el potencial motor con trabajo de fuerza general, así como mejorar la resistencia, la flexibilidad y el equilibrio. En la segunda fase se aumenta la intensidad y se mantienen las cargas altas. En la tercera fase se aumenta la densidad (muchas series con poco descanso) para rematar antes de la portada.

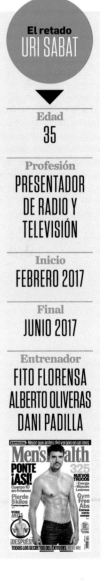

El retado
URI SABAT

Edad
35

Profesión
PRESENTADOR DE RADIO Y TELEVISIÓN

Inicio
FEBRERO 2017

Final
JUNIO 2017

Entrenador
FITO FLORENSA
ALBERTO OLIVERAS
DANI PADILLA

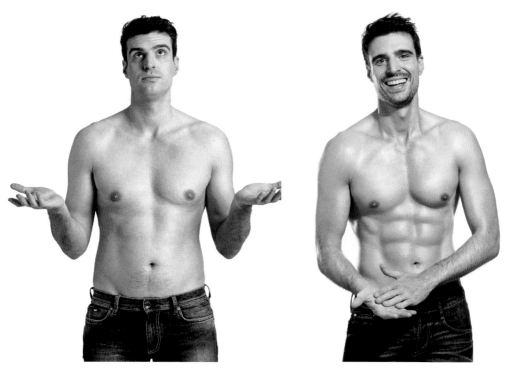

SU EVOLUCIÓN

	INICIO	1ER MES	2O MES	3ER MES	4O MES
PESO	86,6 kg	84,8 kg	83,1 kg	82 kg	81,5 kg
% GRASA	15,12	14	12,8	11,3	10,2
CINTURA	84 cm	83 cm	82,5 cm	82 cm	82 cm
BRAZO	31,5 cm	33 cm	34,2 cm	35 cm	36 cm
PECHO	103 cm	104 cm	105 cm	106 cm	107 cm
MUSLO	50 cm	52 cm	53 cm	54 cm	54 cm

LA VALORACIÓN DEL DIRECTOR TÉCNICO, FITO FLORENSA

'Uri Sabat ha seguido una línea impecable con disciplina, profesionalidad y seriedad. Eso le ha llevado a lucir una musculatura absolutamente marcada, visualmente hablando. Además ha ganado fuerza y ha aumentado su volumen muscular, siguiendo al pie de la letra la alimentación y los entrenamientos. En algunos ejercicios, como en una simple sentadilla, tenía algunas molestias en la zona lumbar y algunos hábitos posturales no muy buenos. Todo está corregido al final del Reto MH. Se ha adaptado muy bien a las cargas de trabajo. Además, Uri ha sido fundamental para que Jorge no tirara nunca la toalla."

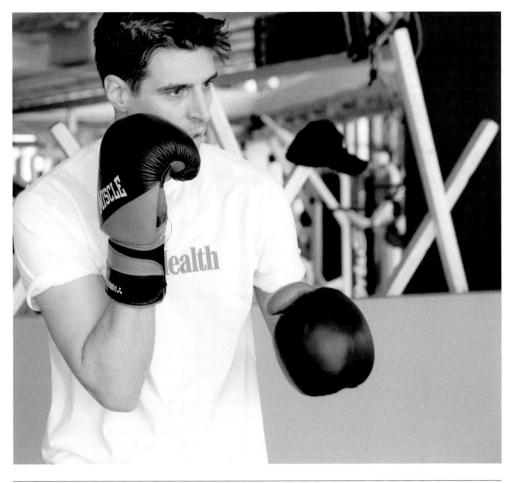

LA VALORACIÓN DE URI SABAT

"El Reto MH ha sido increíble. Durante cuatro meses, he vivido por y para ello. Abarca tantos aspectos de tu vida que tienes que estar muy mentalizado. Para mí, ha sido una experiencia brutal en todos los sentidos, no solo en lo físico sino también en lo mental. El hecho de llevarlo a cabo con Jorge Cremades nos ha unido más, porque hemos vivido juntos situaciones inéditas. El trabajo con los entrenadores (Fito Florensa, Alberto Oliveras y Dani Padilla) ha sido muy beneficioso, porque por muy motivado que estés, necesitas a alguien que te diga exactamente cómo tienes que entrenar. Si no, te diluyes o incluso puedes llegar a lesionarte. Es difícil ser constante, y más cuando tienes un estilo de vida tan estresante, pero si has quedado con ellos, vas. Estéticamente he visto los cambios y eso me ha ido motivando, pero también lo he notado en una mejora de la fuerza, más resistencia cardiovascular... Cuando he visto que hacía cosas que antes no podía hacer y que mi cuerpo las soportaba bien, ha sido muy gratificante mentalmente. Eso le da sentido a todo el sacrificio que suponen los madrugones, los entrenamientos... Aunque la parte que más me ha costado ha sido la dieta. Anabel Fernández nos lo ha puesto más fácil, pero en España resulta complicado combinar la socialización con una dieta. Lo mejor de esta experiencia es que he aprendido una serie de pautas y conocimientos de fitness y alimentación que ahora podré utilizar en mi día a día de una manera más normal, sin la presión de la portada."

EL ENTRENAMIENTO DE URI SABAT

EJERCICIO	PESO	SERIES	REPETICIONES	DESCANSO
SEMANA 1 (FASE 1)				
DÍA 1				

CALENTAMIENTO: SALTAR A LA CUERDA DURANTE 5 MINUTOS (1 MINUTO SALTANDO/1 MINUTO DESCANSO) O CORRER 5 MINUTOS A TROTE SUAVE EN CINTA + MOVILIDAD DE TODO EL CUERPO.
REALIZAR TODOS LOS EJERCICIOS SIN DESCANSO ENTRE ELLOS. AL ACABAR, DESCANSAR 1 MINUTO ANTES DE LA SIGUIENTE SUPERSERIE DE EJERCICIOS. REPETIR 5 VECES AUMENTANDO EL PESO.

EJERCICIO	PESO	SERIES	REPETICIONES	DESCANSO
SUPERSERIES GRUPO 1				
PRESS DE BANCA	5-7,5-10-10-15	5	20-15-12-10-8	-
JALÓN (PRONO Y ABIERTO)	40-45-50-55-60	5	20-15-12-10-8	-
PRESS MILITAR CON MANCUERNAS	12-12-14-16-18	5	20-15-12-10-8	-
PLANCHA FRONTAL	-	5	20"	60"
SUPERSERIES GRUPO 2				
PRESS DE BANCA INCLINADO	5-5-7,5-10-12,5	5	20-15-12-10-8	-
JALÓN (SUPINO Y CERRADO)	20-25-30-35-40	5	20-15-12-10-8	-
ELEVACIONES LATERALES	6-7-8-9-10	5	20-15-12-10-10	-
PLANCHA LATERAL	-	5	20" POR LADO	60"
SUPERSERIES GRUPO 3				
APERTURAS EN POLEA	8-10-12-14-16	5	20-15-12-10-8	-
REMO EN POLEA BAJA	16-18-20-22-24	5	20-15-12-10-8	-
ELEVACIONES FRONTALES	7-8-9-10-12	5	20-15-12-10-10	-
ESCALADOR EN SUELO	5-6,5-6,5-6,5 POR LADO	4	20 POR LADO	60"
DÍA 2				

CALENTAMIENTO: 10 MINUTOS DE RUNNING A RITMO CÓMODO.
ENTRENAMIENTO: RUNNING ALTERNANDO 1 MINUTO A RITMO RÁPIDO, 2 MINUTOS A RITMO NORMAL Y 10 MINUTOS A RITMO CÓMODO PARA BAJAR LAS PULSACIONES, HASTA COMPLETAR 30 MINUTOS.

DÍA 3

NATACIÓN EN PISCINA:
400 METROS ESTILO CROL + 200 METROS ESTILO BRAZA + 100 METROS ESTILO ESPALDA + 100 METROS CON LA TABLA EN LAS MANOS Y CROL CON ALETAS + 100 METROS ESPALDA + 4 X 50 METROS ESTILO CROL, CON 1,5 MINUTOS DE DESCANSO ENTRE SERIES + 100 METROS RELAX.

DÍA 4

CALENTAMIENTO: 5 MINUTOS SALTANDO A LA CUERDA (1 MINUTO SALTANDO/1 MINUTO DE DESCANSO) O 5 MINUTOS A TROTE SUAVE EN CINTA + MOVILIDAD DE TODO EL CUERPO.
REALIZAR TODOS LOS EJERCICIOS SIN DESCANSO ENTRE ELLOS. AL ACABAR, DESCANSAR 1 MINUTO ANTES DE LA SIGUIENTE SUPERSERIE DE EJERCICIOS. REPETIR 5 VECES AUMENTANDO EL PESO.

EJERCICIO	PESO	SERIES	REPETICIONES	DESCANSO
SUPERSERIES GRUPO 1				
THRUSTERS	4-5-6-7-8	5	15	-
BOX JUMPS	-	5	10	-
ZANCADAS	-	5	16	-
ELEVACIONES DE CADERA	-	5	10	60"
SUPERSERIES GRUPO 2				
EXTENSIONES DE RODILLA EN MÁQUINA	30-35-40-45-50	5	20-15-12-10-8	-
FLEXIONES DE RODILLA EN MÁQUINA	12-14-16-18-20	5	20-15-12-10-8	-
ABDUCCIONES DE CADERA	-	5	20-15-12-10-8	-
ELEVACIONES DE CADERA A UNA PIERNA	-	5	10	60"
SUPERSERIES GRUPO 3				
TABLA	-	4	30"	15"
CUADRIPEDIA CON ELEVACIÓN CONTRALATERAL	-	4	20	30"
TABLA LATERAL	-	4	20"	15"
ESTABILIZACIÓN EN T	-	3	10	30"
DÍA 5				

CALENTAMIENTO: 5 MINUTOS SALTANDO A LA CUERDA (1 MINUTO SALTANDO/1 MINUTO DE DESCANSO) O 5 MINUTOS A TROTE SUAVE EN CINTA + MOVILIDAD DE TODO EL CUERPO.
REALIZAR TODOS LOS EJERCICIOS SIN DESCANSO ENTRE ELLOS. AL ACABAR, DESCANSAR 1 MINUTO ANTES DE LA SIGUIENTE SUPERSERIE DE EJERCICIOS. REPETIR 5 VECES AUMENTANDO EL PESO.

EJERCICIO	PESO	SERIES	REPETICIONES	DESCANSO
SUPERSERIES GRUPO 1				
PRESS DE BANCA	5-7,5-10-10-15	5	20-15-12-10-8	-
JALÓN (PRONO Y ABIERTO)	40-45-50-55-60	5	20-15-12-10-8	-
PRESS MILITAR CON MANCUERNAS	12-12-14-16-18	5	20-15-12-10-8	-
PLANCHA FRONTAL	-	5	20"	60"
SUPERSERIES GRUPO 2				
PRESS DE BANCA INCLINADO	5-5-7,5-10-12,5	5	20-15-12-10-8	-
JALÓN (SUPINO Y CERRADO)	20-25-30-35-40	5	20-15-12-10-8	-
ELEVACIONES LATERALES	6-7-8-9-10	5	20-15-12-10-10	-
PLANCHA LATERAL	-	5	20" POR LADO	60"

EJERCICIO	PESO	SERIES	REPETICIONES	DESCANSO
SUPERSERIES GRUPO 3				
APERTURAS EN POLEA	8-10-12-14-16	5	20-15-12-10-8	-
REMO EN POLEA BAJA	16-18-20-22-24	5	20-15-12-10-8	-
ELEVACIONES FRONTALES	7-8-9-10-12	5	20-15-12-10-10	-
ESCALADOR EN SUELO	5-6,5-6,5-6,5 POR LADO	4	20 POR LADO	60"

SEMANA 2

DÍA 1

CALENTAMIENTO: 5 MINUTOS SALTANDO A LA CUERDA (1 MINUTO SALTANDO/1 MINUTO DE DESCANSO) O 5 MINUTOS A TROTE SUAVE EN CINTA + MOVILIDAD DE TODO EL CUERPO.
REALIZAR TODOS LOS EJERCICIOS SIN DESCANSO ENTRE ELLOS. AL ACABAR, DESCANSAR 1 MINUTO ANTES DE LA SIGUIENTE SUPERSERIE DE EJERCICIOS. REPETIR 5 VECES AUMENTANDO EL PESO.

EJERCICIO	PESO	SERIES	REPETICIONES	DESCANSO
SUPERSERIES GRUPO 1				
PRESS DE BANCA CON MANCUERNAS	8-10-12-15-15	5	20-15-12-10-8	-
REMO EN POLEA ALTA	40-45-50-55-60	5	20-15-12-10-8	-
PRESS MILITAR CON BARRA	12-12-14-16-18	5	20-15-12-10-8	-
MEDIO CURL DE TRONCO SOBRE FITBALL	-	5	15	60"
SUPERSERIES GRUPO 2				
PRESS DE BANCA INCLINADO CON MANCUERNAS	10	5	10	-
REMO EN POLEA BAJA	20-25-30-35-40	5	20-15-12-10-8	-
ELEVACIONES LATERALES CON GOMAS	GOMA INTENSIDAD MEDIA	5	10	-
CURL DE TRONCO CON ROTACIÓN ALTERNA	-	5	20	60"
SUPERSERIES GRUPO 3				
APERTURAS EN MÁQUINA	10-12-14-16-18	5	20-15-12-10-8	-
REMO CON BARRA	16-18-20-22-24	5	20-15-12-10-8	-
ELEVACIONES FRONTALES CON GOMAS	INTENSIDAD BAJA	5	10	-
CURL DE CADERA EN SUSPENSIÓN	-	4	10	60"

EJERCICIO	PESO	SERIES	REPETICIONES	DESCANSO

DÍA 2

CALENTAMIENTO: 10 MINUTOS DE RUNNING A RITMO CÓMODO.
ENTRENAMIENTO: RUNNING ALTERNANDO 1 MINUTO A RITMO RÁPIDO + 2 MINUTOS A RITMO NORMAL + 10 MINUTOS A RITMO CÓMODO PARA BAJAR LAS PULSACIONES, HASTA COMPLETAR 30 MINUTOS.

DÍA 3

NATACIÓN EN PISCINA:
500 METROS ESTILO CROL + 250 METROS ESTILO BRAZA + 150 METROS ESTILO ESPALDA + 150 METROS CON LA TABLA EN LAS MANOS Y CROL CON ALETAS + 150 METROS ESPALDA + 4 X 50 METROS AL MÁXIMO, ESTILO CROL, CON 1,5 MINUTOS DE DESCANSO ENTRE SERIES + 100 METROS RELAX.

DÍA 4

CALENTAMIENTO: 5 MINUTOS SALTANDO A LA CUERDA (1 MINUTO SALTANDO/1 MINUTO DE DESCANSO) O 5 MINUTOS A TROTE SUAVE EN CINTA + MOVILIDAD DE TODO EL CUERPO.

SUPERSERIES GRUPO 1				
SENTADILLAS CON MACUERNAS	12	5	15	-
BOX JUMPS	-	5	10	-
ZANCADAS CON MANCUERNAS	6	5	16	-
ELEVACIONES DE CADERA A UNA PIERNA	-	5	10	60"
SUPERSERIES GRUPO 2				
PESO MUERTO CON BARRA	10-15-20-25-30	5	20-15-12-10-8	-
CURL FEMORAL CON DESLIZAMIENTO (GLIDING)	-	5	15	-
STEP-UP CON MANCUERNAS	8	5	20	-
ABDUCCIÓN DE PIERNA DE LADO CON BANDA ELÁSTICA	-	5	10	60"
SUPERSERIES GRUPO 3				
TABLA CON BASE ANCHA Y ELEVACIÓN DIAGONAL DE BRAZO	-	4	16	-
CUADRIPEDIA CON ELEVACIÓN CONTRALATERAL	-	4	20	-
TABLA LATERAL	-	4	20''	-
ESTABILIZACIÓN EN T	-	3	10	60"

DÍA 5

CALENTAMIENTO: 5 MINUTOS SALTANDO A LA CUERDA (1 MINUTO SALTANDO/1 MINUTO DE DESCANSO) O 5 MINUTOS A TROTE SUAVE EN CINTA + MOVILIDAD DE TODO EL CUERPO.
REALIZAR TODOS LOS EJERCICIOS SIN DESCANSO ENTRE ELLOS. AL ACABAR, DESCANSAR 1 MINUTO ANTES DE LA SIGUIENTE SUPERSERIE DE EJERCICIOS. REPETIR 5 VECES AUMENTANDO EL PESO.

EJERCICIO	PESO	SERIES	REPETICIONES	DESCANSO
SUPERSERIES GRUPO 1				
PRESS DE BANCA	10-12-15-17-20	5	20-15-12-10-8	-
REMO EN POLEA BAJA CON ROTACIÓN DE TRONCO	40-45-50-55-60	5	20-15-12-10-8	-
PRESS DE ARNOLD	8	5	12	-
PLANCHA FRONTAL CON ELEVACIÓN DE PIERNA	-	5	20"	60"
SUPERSERIES GRUPO 2				
PRESS DE BANCA INCLINADO	12	5	10	-
JALÓN (PRONO Y ABIERTO)	20-25-30-35-40	5	20-15-12-10-8	-
ELEVACIONES LATERALES CON MANCUERNAS	6-7-8-9-10	5	20-15-12-10-10	-
PLANCHA LATERAL CON ELEVACIÓN DE PIERNA	-	5	20" POR LADO	60"
SUPERSERIES GRUPO 3				
APERTURAS CON MANCUERNAS	8-10-12-12-14	5	20-15-12-10-8	-
REMO CON MANCUERNAS	6-8-10-10-12-12	5	20-15-12-10-8	-
ELEVACIONES FRONTALES CON BARRA Z	7-8-9-10-12	5	20-15-12-10-10	-
MEDIO CURL DE TRONCO EN FITBALL	-	4	20	60"

SEMANA 3

Igual que la semana 1.

SEMANA 4

Igual que la semana 2.

SEMANA 5

Igual que la semana 1.

SEMANA 6 (FASE 2)

DÍA 1

REALIZAR TODOS LOS EJERCICIOS SIN DESCANSO ENTRE ELLOS. AL ACABAR, DESCANSAR 1 MINUTO ANTES DE LA SIGUIENTE SUPERSERIE DE EJERCICIOS. REPETIR 5 VECES AUMENTANDO EL PESO.

EJERCICIO	PESO	SERIES	REPETICIONES	DESCANSO
SUPERSERIES GRUPO 1				
PRESS DE BANCA	7,5-10-12,5-15-17,5	5	15-12-10-10-8	-
DOMINADAS CON AGARRE PRONO Y ABIERTO	-	5	8-10/8-10/8-10/8-10/8-10	-
CURL BÍCEPS	9-10-12-12-14	5	12-10-8-8-6	60"
SUPERSERIES GRUPO 2				
PRESS DE BANCA INCLINADO	7,5-10-12,5-15-15	5	10	-
DOMINADAS CON AGARRE SUPINO Y CERRADO	-	5	6-8/6-8/6-8/6-8/6-8	-
CURL DE MARTILLO	9-10-12-12-14	5	10	60"
SUPERSERIES GRUPO 3				
APERTURAS CON MANCUERNAS	7-8-9-10-12	5	10	-
REMO EN POLEA BAJA	16-18-20-20-22	5	15-12-10-10-8	-
TRÍCEPS EN POLEA ALTA	16-18-20-20-22	5	10	60"

DÍA 2

SESIÓN DE BOXEO:
CALENTAMIENTO: 5 MINUTOS SALTANDO A LA CUERDA (1 MINUTO SALTANDO/1 MINUTO DE DESCANSO).
ENTRENAMIENTO:
SOMBRAS.
TÉCNICA DE GOLPES Y SECUENCIAS.
10 MINUTOS DE GOLPEO DE SACO ALTERNANDO INTENSIDADES (1 MINUTO RÁPIDO/ 1 MINUTO LENTO) SIN DESCANSO.
POSTURAS DE YOGA PARA VOLVER A LA CALMA.

DÍA 3

CALENTAMIENTO: 5 MINUTOS SALTANDO A LA CUERDA (1 MINUTO SALTANDO/1 MINUTO DESCANSO) + 30 SENTADILLAS AMPLIANDO RANGO POCO A POCO.
ENTRENAMIENTO: REALIZAR TODOS LOS EJERCICIOS SIN DESCANSO ENTRE ELLOS. AL ACABAR, DESCANSAR 1 MINUTO ANTES DE LA SIGUIENTE SUPERSERIE DE EJERCICIOS. REPETIR 5 VECES AUMENTANDO EL PESO.

EJERCICIO	PESO	SERIES	REPETICIONES	DESCANSO
SUPERSERIES GRUPO 1				
SENTADILLAS CON MANCUERNAS	9-10-12-14-16	5	20-15-12-10-8	-
SALTOS HORIZONTALES	-	5	10	-
ZANCADAS CON MANCUERNAS	8-9-10-12-14	5	10 POR LADO	-
WALKING PLANK	-	5	10 POR LADO	60"
SUPERSERIES GRUPO 2				
EXTENSIONES DE RODILLA EN MÁQUINA	40-45-50-55-60	5	15-12-10-10-8	-
FLEXIONES DE RODILLA EN MÁQUINA	14-16-18-20-22	5	20-15-12-10-10	-

EJERCICIO	PESO	SERIES	REPETICIONES	DESCANSO
TABLA LATERAL CON ABDUCCIÓN DE CADERA	-	5	10 POR LADO	-
ELEVACIONES DE CADERA	-	5	10	60"

DÍA 4

30 MINUTOS DE YOGA Y *ANIMAL FLOW*, O SESIÓN DE RUNNING CON *FARTLEKS* DISTRIBUIDA DEL SIGUIENTE MODO: 15 MINUTOS AL 65% FCMÁX. + 25 MINUTOS (1 MINUTO AL 90% Y 1 MINUTO AL 80%) + 10 MINUTOS AL 65%.

DÍA 5

CALENTAMIENTO: 5 MINUTOS SALTANDO A LA CUERDA (1 MINUTO SALTANDO/1 MINUTO DE DESCANSO) + 30 SENTADILLAS AMPLIANDO RANGO POCO A POCO.
ENTRENAMIENTO: REALIZAR TODOS LOS EJERCICIOS SIN DESCANSO ENTRE ELLOS. AL ACABAR, DESCANSAR 1 MINUTO ANTES DE LA SIGUIENTE SUPERSERIE DE EJERCICIOS. REPETIR 5 VECES AUMENTANDO EL PESO.

SUPERSERIES GRUPO 1				
JALÓN (PRONO Y ABIERTO)	45-50-55-60-65	5	15-12-10-10-8	-
PRESS MILITAR DE PIE	14-14-16-18-20	5	15-12-10-10-8	-
FLEXIONES DE BRAZOS	-	5	15-20	60"
SUPERSERIES GRUPO 2				
JALÓN (NEUTRO Y CERRADO)	25-30-35-40-45	5	10	-
ELEVACIONES LATERALES	8-9-10-12-14	5	12	-
FLEXIONES DE BRAZOS DECLINADO	-	5	15	60"
SUPERSERIES GRUPO 3				
REMO EN POLEA BAJA	20-22-24-26-26	5	15-12-10-10-8	-
ELEVACIONES FRONTALES	9-10-12-14-16	5	15-12-10-10-8	-
PLANCHA	-	5	30"	60"

SEMANA 7 (FASE 2)

DÍA 1

REMO CON MANCUERNA A UNA MANO	10-12-15-20	4	4	60"
DOMINADAS	-	4	6	60"
TRÍCEPS DE PIE CON MANCUERNAS	10	4	4	60"
FLEXIONES DE TRÍCEPS	-	4	12	60"
ELEVACIONES LATERALES EN POLEA	8	4	8	60"
ELEVACIONES ANTERIORES CON MANCUERNAS	6	3	8	90"
PÁJAROS CON MANCUERNAS	8	3	10	90"

EJERCICIO	PESO	SERIES	REPETICIONES	DESCANSO
DÍA 2				
PRESS DE BANCA CON BARRA	80	4	10	60"
PRESS DE BANCA INCLINADO CON BARRA	45	3	10	60"
FONDOS EN ANILLAS	-	3	10	60"
ELEVACIONES LATERALES CON GOMA	INTENSIDAD MEDIA	4	10	60"
CURL DE PIE CON MANCUERNAS	12	4	10	60"
CURL MARTILLO	10	4	10	60"
DÍA 3				
DOMINADAS	-	4	10	60"
REMO CON MANCUERNAS Y AGARRE DE CODOS ABIERTOS EN BANCO INCLINADO	10-12-15-17	4	10	60"
REMO CON AGARRE NEUTRO Y MANCUERNA A UNA MANO A UNA PIERNA	10-12-15-17	4	10	60"
PRESS FRANCÉS TRAS NUCA CON BARRA Z	20	4	10	60"
PRESS FRANCÉS ALTERNO CON MANCUERNAS EN BANCO	10	3	10	60"
FONDOS EN PARALELAS	-	4	10	60"
DÍA 4				
PRESS MILITAR CON BARRA	20	5	10	60"
PRESS ARNOLD CON MANCUERNAS	12	5	8	60"
ELEVACIONES LATERALES EN POLEA BAJA	10	3	10	60"
ELEVACIONES LATERALES DE LADO EN BANCO	10	3	10	60"
DÍA 5				
PRESS DE PECHO EN FITBALL CON MANCUERNAS	12-15-17-20-22	5	20-15-12-10-8	-
PRESS INCLINADO EN FITBALL CON MANCUERNAS	20	3	8	-
APERTURAS CON MANCUERNAS EN EL SUELO	10	4	10	60"
TRÍCEPS EN POLEA ALTA	30	3	10	-
CURL DE BÍCEPS EN POLEA BAJA	20	4	10	-
CURL DE BÍCEPS CON BARRA Z	20	3	10	60"
CURL MARTILLO	12	3	10	60"

EJERCICIO	PESO	SERIES	REPETICIONES	DESCANSO
SEMANA 8				
Igual que la semana 7.				

SEMANA 9

DÍA 1

EJERCICIO	PESO	SERIES	REPETICIONES	DESCANSO
JALÓN EN POLEA	60-65-70-75	4	4	60"
REMO AL CUELLO EN POLEA BAJA	50-55-60	3	4	60"
REMO EN MÁQUINA AGARRE CERRADO	35	3	10	90"
PRESS FRANCÉS CON BARRA Z	20	4	4	60"
FONDOS EN PARALELAS	-	4	4	60"
TABLA	-	3	30''	60"

DÍA 2

EJERCICIO	PESO	SERIES	REPETICIONES	DESCANSO
PRESS MILITAR CON BARRA Y EMPUJE DE PIERNAS	25	5	10	60"
ELEVACIONES LATERALES CON GOMAS	INTENSIDAD MEDIA	4	10	60"
PRESS DE HOMBROS CONTRA EL SUELO	-	4	10	60"
ROTACIÓN EXTERNA EN POLEA	10	4	10	60"
THRUSTERS	12	4	10	60"
CURL FEMORAL SENTADO	50-60-65	3	12	60"

DÍA 3

EJERCICIO	PESO	SERIES	REPETICIONES	DESCANSO
PRESS FRANCÉS TRAS NUCA EN POLEA ALTA	30	4	10	60"
PATADA DE TRÍCEPS CON MANCUERNA	8	5	10	60"
FONDOS EN PARALELAS	-	3	10	60"
CURL DE BÍCEPS CON MANCUERNAS DE PIE	12	3	10	60"
CURL MARTILLO	10	4	10	60"
CURL DE BÍCEPS EN POLEA BAJA	15	3	10	60"

DÍA 4

EJERCICIO	PESO	SERIES	REPETICIONES	DESCANSO
PRESS DE BANCA CON MANCUERNAS	12-15-17-20-25	5	10	60"
PRESS DE BANCA INCLINADO CON MANCUERNAS	20	4	10	60"

EJERCICIO	PESO	SERIES	REPETICIONES	DESCANSO
APERTURAS CON POLEAS	15	3	10	60"
JALÓN CON POLEA ALTA AGARRE SUPINO Y CERRADO	60-65-70-75	4	10	60"
REMO EN POLEA AGARRE NEUTRO Y CERRADO	50-60-65-70	4	10	60"
PULL OVER CON MANCUERNA	20	4	10	60"
ESCALADOR	-	4	20	60"
DÍA 5				
ROTACIÓN EXTERNA A 90° EN POLEA BAJA	10	4	10	60"
ELEVACIONES LATERALES CON MANCUERNAS	8	4	10	60"
PRESS DE HOMBROS CON BARRA DE PIE	30	4	10	60"
HOMBRO POSTERIOR CON POLEA ALTA CRUZADA	15	3	10	60"
SENTADILLAS CON BARRA	40	4	10	60"
MÁQUINA DE EXTENSIÓN DE CUÁDRICEPS	55	3	10	60"
CURL FEMORAL SENTADO	60	3	10	60"
TABLA LATERAL CON PIERNA ELEVADA	-	4	20''	30"
DÍA 6				
PRESS FRANCÉS CON MANCUERNA DOBLE SOBRE FITBALL	12	5	10	60"
PRESS FRANCÉS + PULL OVER CON MANCUERNAS	12	4	10	60"
FLEXIONES DE TRÍCEPS EN SUELO	-	3	15	60"
CURL DECLINADO EN BANCO CON AGARRE NEUTRO Y CON MANCUERNAS	12	4	10	60"
CURL DE BÍCEPS ALTERNO DE PIE	12	4	10	60"
CURL DE BÍCEPS EN POLEA BAJA	20	4	8	60"
ESCALADOR CRUZADO CON PIES SOBRE FITBALL	-	5	30	30"

SEMANA 10

Igual que la semana 9.

EJERCICIO	PESO	SERIES	REPETICIONES	DESCANSO
SEMANA 11				
DÍA 1				
CARDIO: 45' CORRER SUAVE				
ELEVACIONES LATERALES CON GOMAS	INTENSIDAD MEDIA	4	10	60"
PRESS ARNOLD	12	4	10	60"
PÁJAROS CON MANCUERNAS DE PIE	8	4	10	60"
FLEXIONES DE TRÍCEPS	10	4	10	60"
JALÓN DE TRÍCEPS	30	4	10	60"
FONDOS EN PARALELAS	-	4	10	60"
DÍA 2				
CARDIO: 45' CORRER SUAVE				
JALÓN POLEA	60-65-70-75-80	5	10	60"
REMO POLEA A UNA MANO	40	8	10	60"
FLEXIONES ESTILO JUDO	-	4	10	60"
FONDOS EN PARALELAS	-	4	10	60"
DÍA 3				
CARDIO: 45' CORRER SUAVE				
PRESS DE BANCA CON MANCUERNAS	15-20-22,5-25-27,5	5	15-12-10-8-6	60"
PRESS DE BANCA INCLINADO CON BARRA	60	4	10	60"
FONDOS EN PARALELAS	-	4	10	60"
CURL DE BÍCEPS CON MANCUERNAS	12	4	10	60"
CURL DE BÍCEPS CON BARRA Z	20	1	10	60"
CURL MARTILLO	10	1	10	60"
CURL DE BÍCEPS EN POLEA BAJA	20	1	10	60"
CURL MARTILLO	10	1	10	60"
CURL DE BÍCEPS CON MANCUERNAS	12	1	10	60"
CURL MARTILLO	10	1	10	60"
TABLA	-	1	30"	60"
TABLA LATERAL	-	1	20"	60"

EJERCICIO	PESO	SERIES	REPETICIONES	DESCANSO
DÍA 4				
CARDIO: 45' CORRER SUAVE				
DOMINADAS CON AGARRE PRONO Y ABIERTO	-	4	10	60"
DOMINADAS CON AGARRE SUPINO Y CERRADO	-	4	8	60"
PULL OVER CON MANCUERNA	30	4	10	60"
PESO MUERTO CON EXTENSIÓN DE RODILLAS Y MANCUERNAS	20 POR LADO	4	10	60"
EXTENSIÓN DE CUÁDRICEPS EN MÁQUINA	60	4	10	60"
STEP-UP ALTERNO CON MANCUERNAS	12	4	20	60"
ESCALADOR	-	4	20	60"
DÍA 5				
CARDIO: 45' CORRER SUAVE				
PRESS DE BANCA CON MANCUERNAS SOBRE FITBALL	15-20-22,5-25-30	5	15-12-10-8-6	60"
APERTURAS EN EL SUELO CON MANCUERNAS	10	4	10	60"
ELEVACIONES LATERALES CON MANCUERNAS	10	4	10	60"
PÁJAROS EN POLEA CRUZADA	10	4	10	60"
PRESS FRANCÉS CON MANCUERNAS SENTADO EN FITBALL	10	4	10	60"
PATADA DE TRÍCEPS EN BANCO	10	4	10	60"

SEMANA 12

Igual que la semana 11.

EJERCICIO	PESO	SERIES	REPETICIONES	DESCANSO
SEMANA 13				
DÍA 1				
DOMINADAS CON AGARRE ABIERTO Y PRONO	-	4	10	60"
DOMINADAS CON AGARRE SUPINO Y CERRADO	-	3	10	60"
REMO A UNA MANO	40	3	10	60"
CURL EN POLEA BAJA A UNA MANO	10	1	10	30"
FLEXIONES DE TRÍCEPS	-	1	15	30"
CURL CON MANCUERNAS	12,5	1	10	30"
JALÓN DE TRÍCEPS	30	1	10	30"
CURL MARTILLO	12,5	1	10	30"
PATADA DE TRÍCEPS DE PIE	10	1	10	30"
CURL DE BÍCEPS CON BARRA EZ	20	1	10	30"
FLEXIONES DIAMANTE	-	1	12	30"
CURL DE BÍCEPS CON MANCUERNAS	10	1	10	30"
FONDOS EN PARALELAS	-	1	10	30"
TABLA	-	1	60"	30"
TABLA LATERAL	-	1	30"	30"
TABLA	-	1	45"	30"
TABLA LATERAL	-	1	25"	30"
TABLA	-	1	30"	30"
TABLA LATERAL	-	1	15"	30"
DÍA 2				
CARDIO: 45' CORRER SUAVE				
PRESS DE BANCA BARRA	15-20-22,5-25-30	5	15-12-10-8-6	60"
PRESS DE BANCA INCLINADO BARRA	70	4	10	60"
APERTURAS EN POLEA	12	3	10	60"
PRESS DE HOMBROS CON MANCUERNAS	15	4	10	60"
REMO EN POLEA BAJA	75	4	10	60"
PÁJAROS CON MANCUERNAS DE PIE	10	4	10	60"

EJERCICIO	PESO	SERIES	REPETICIONES	DESCANSO
DÍA 3				
CARDIO: 45' CORRER SUAVE				
FLEXIONES DE TRÍCEPS	-	4	15	45"
FLEXIONES ASIMÉTRICAS	-	3	20	45"
TRÍCEPS EN POLEA ALTA	20	3	10	45"
DOMINADAS CON AGARRE CERRADO Y SUPINO	-	1	10	45"
CURL DE BÍCEPS CON BARRA EZ	20	1	10	45"
CURL CON MANCUERNAS	12,5	1	10	30"
CURL MARTILLO	10	1	10	30"
FLEXIONES ESTILO JUDO	-	1	10	30"
TABLA SOBRE FITBALL	-	1	30"	30"
TABLA LATERAL	-	1	20"	30"
TABLA EN SUELO	-	1	30"	30"
DÍA 4				
CARDIO: 45' CORRER SUAVE				
REMO EN POLEA ALTA	80	5	10	60"
REMO EN POLEA BAJA	70	3	10	60"
REMO A UNA MANO	30	4	10	60"
PRESS DE HOMBRO CON MANCUERNAS	15	3	10	60"
ELEVACIONES FRONTALES EN POLEA BAJA	12	4	10	60"
PÁJAROS CON POLEA CRUZADA	10	3	10	60"
DÍA 5				
CARDIO: 45' CORRER SUAVE				
PRESS DE BANCA ALTERNO CON MANCUERNAS	20	5	10	60"
PRESS INCLINADO ALTERNO CON MANCUERNAS	15	4	10	45"
FONDOS EN PARALELAS	-	3	10	45""
CURL DE BÍCEPS CON BARRA EZ	20	4	10	45"
CURL DE BÍCEPS ALTERNO CON MANCUERNAS	10	4	10	45"
SALTOS HORIZONTALES	-	4	10	45"
CURL FEMORAL SENTADO EN MÁQUINA	45	4	10	60"

EJERCICIO	PESO	SERIES	REPETICIONES	DESCANSO
SEMANA 14 (FASE 3)				
DÍA 1				
PRESS FRANCÉS EN FITBALL	12,5	4	10	60"
PRESS DE TRÍCEPS EN BANCO	15	4	10	45"
PRESS FRANCÉS ALTERNO CON MANCUERNAS EN FITBALL	10	3 (EN SUPERSERIE)	10	45"
DOMINADAS CON AGARRE PRONO Y ABIERTO	-	4	10	60"
REMO EN POLEA BAJA AGARRE NEUTRO	60	4	15	60"
ESCALADOR	-	4	20	30"
DÍA 2				
THRUSTERS CON MANCUERNAS	15	4	10	45"
ELEVACIONES LATERALES CON GOMAS	INTENSIDAD MEDIA	4	10	45"
HOMBRO POSTERIOR "Y" EN SUELO	-	4	12	45"
CURL DE BÍCEPS CON MANCUERNAS DE PIE	15	4	6	45"
LEÑADOR CON MANCUERNA	10	4	12	45"
CURL DE CADERA EN SUSPENSIÓN	-	4	10	45"
DÍA 3				
DOMINADAS CON AGARRE CERRADO Y PRONO	-	4	10	60"
DOMINADAS CON AGARRE SUPINO Y CERRADO	-	4	10	60"
REMO A UNA MANO DE PIE CON MANCUERNA	15	4	10	45"
PRESS FRANCÉS CON BARRA Z DE PIE	20	4	10	45"
FONDOS EN PARALELAS	-	4	10	45"
FLEXIONES DE TRÍCEPS	-	3	10	45"
ESCALADOR CRUZADO	-	4	20	30"
DÍA 4				
PRESS CON MANCUERNAS EN FITBALL	17,5-20-22,5-25-30	4	15-12-10-8-6	60"
PRESS INCLINADO CON MANCUERNAS EN FITBALL	22,5	3	10	60"
CURL DE BÍCEPS CON MANCUERNAS	12,5	1	10	45"

EJERCICIO	PESO	SERIES	REPETICIONES	DESCANSO
CURL MARTILLO	10	1	10	45"
CURL DE BÍCEPS CON MANCUERNAS	12,5	1	10	45"
CURL MARTILLO	10	1	10	45"
CURL DE BÍCEPS CON MANCUERNAS	10	1	10	45"
CURL MARTILLO	8	1	10	45"
CURL DE BÍCEPS CON MANCUERNAS	10	1	8	45"
CURL MARTILLO	8	1	8	45"
DÍA 5				
DOMINADAS CON AGARRE ABIERTO PRONO	-	4	10	60"
JALÓN EN POLEA BAJA	70	3	10	60"
REMO EN BANCO INCLINADO CON MANCUERNAS	17,5	3	10	60"
PRESS MILITAR CON BARRA	20	4	10	60"
ELEVACIONES LATERALES CON MANCUERNAS	10	4	10	60"
PÁJAROS EN POLEA CRUZADA	10	4	10	75"
ESCALADOR	-	4	20	30"

SEMANA 15

DÍA 1				
PRESS DE BANCA CON BARRA	80	4	10	60"
PRESS INCLINADO CON BARRA	70	3	10	60"
CURL DE BÍCEPS EN POLEA BAJA	20	4	10	60"
DÍA 2				
REMO EN POLEA ALTA	75	4	10	60"
DOMINADAS CON AGARRE CERRADO Y SUPINO	-	3	10	60"
REMO EN POLEA BAJA AGARRE NEUTRO DE PIE	70	4	10	45"
FONDOS EN PARALELAS	-	4	10	60"
PATADA DE TRÍCEPS DE PIE	10	4	10	60"
FLEXIONES DIAMANTE	-	3	10	60"

EJERCICIO	PESO	SERIES	REPETICIONES	DESCANSO
DÍA 3				
PRESS DE BANCA EN FITBALL CON MANCUERNAS	25	4	10	60"
PRESS DE BANCA INCLINADO CON MANCUERNAS	70	4	10	60"
APERTURAS EN SUELO CON MANCUERNAS	10	3	10	60"
THRUSTERS	12	4	10	60"
FLEXIONES ESTILO JUDO	-	3	10	60"
TABLA	-	4	30"	30"

SEMANA 16

EJERCICIO	PESO	SERIES	REPETICIONES	DESCANSO
DÍA 1				
CURL DE BÍCEPS CON BARRA EZ	20	4	10	60"
CURL DE BÍCEPS ALTERNO CON MANCUERNAS	12,5	4	10	60"
CURL MARTILLO	12,5	4	10	60"
DÍA 2				
DOMINADAS CON AGARRE ABIERTO SUPINO	-	4	10	60"
DOMINADAS CON AGARRE CERRADO PRONO	-	3	10	60"
REMO EN POLEA BAJA	70	3	10	60"
CURL DE BÍCEPS MARTILLO	12,5	4	10	60"
MEDIO CURL DE TRONCO SOBRE FITBALL	-	4	15	60"
DÍA 3				
PRESS DE BANCA CON MANCUERNAS SOBRE SUELO	22,5	4	10	60"
PRESS DE BANCA INCLINADO SOBRE FITBALL	17,5	4	10	60"
APERTURAS CON MANCUERNAS EN BANCO	10	4	10	60"
CURL DE BÍCEPS CON MANCUERNAS	12,5	4	10	45"
CURL DE BÍCEPS MARTILLO	10	4	10	45"
CURL LATERAL DE CADERA EN SUSPENSIÓN	-	4	10	45"
DÍA 4				
DOMINADAS CON AGARRE ABIERTO Y PRONO	-	4	10	60"
REMO EN POLEA ALTA	70	3	10	60"

EJERCICIO	PESO	SERIES	REPETICIONES	DESCANSO
DOMINADAS CON AGARRE CERRADO Y SUPINO	-	3	10	60"
PRESS FRANCÉS EN BARRA Z EN BANCO	20	4	10	60"
FLEXIONES DE TRÍCEPS	8	4	10	60"
TABLA CON PIERNA ELEVADA	-	4	20" POR LADO	60"
DÍA 5				
PRESS DE BANCA BARRA	80	4	10	60"
PRESS DE BANCA INCLINADO BARRA	70	4	10	60"
PECTORAL CRUCE DE POLEAS	15 POR LADO	3	10	60"
LEÑADOR CON MANCUERNA	10	4	10	60"
ELEVACIONES FRONTALES EN POLEA BAJA	15	4	10	60"

LA DIETA DE URI SABAT

FASE 1: DÍAS DE EJERCICIO

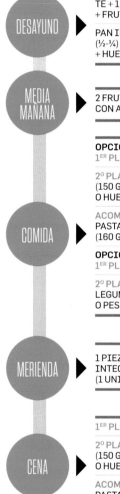

DESAYUNO

TÉ + 1 FRUTA + 1 YOGUR ENTERO NATURAL
+ FRUTOS SECOS (20 G).

PAN INTEGRAL (90 G) + ACEITE DE OLIVA O AGUACATE
(½-¼) + TOMATE O PIMIENTO, CANÓNIGOS (OPCIONAL)
+ HUEVO O PAVO.

MEDIA MAÑANA

2 FRUTAS + BATIDO DE 25 G DE PROTEÍNA *WHEY*
CON AGUA.

COMIDA

OPCIÓN A
1ER PLATO: VERDURA O ENSALADA (CANTIDAD LIBRE).

2º PLATO: PESCADO BLANCO (200 G) O PESCADO AZUL
(150 G) O CARNE ROJA (150 G) O CARNE BLANCA (150 G)
O HUEVOS (2 UNIDADES).

ACOMPAÑAMIENTO: CEREALES (40 G EN CRUDO),
PASTA, LEGUMBRE (100 G EN COCIDO) O PATATAS
(160 G) O PAN (60 G).

OPCIÓN B
1ER PLATO: VERDURA O ENSALADA (CANTIDAD LIBRE).

2º PLATO: CEREALES (80 G EN CRUDO), PASTA,
LEGUMBRE (180 G EN COCIDO) + CARNE (60-80 G)
O PESCADO O HUEVO.

MERIENDA

1 PIEZA DE FRUTA + BOCADILLO DE 90 G DE PAN
INTEGRAL CON PAVO O JAMÓN SERRANO O HUEVO
(1 UNIDAD) O ATÚN (1 LATA).

CENA

1ER PLATO: VERDURA O ENSALADA (CANTIDAD LIBRE).

2º PLATO: PESCADO BLANCO (200 G) O PESCADO AZUL
(150 G) O CARNE ROJA (150 G) O CARNE BLANCA (150 G)
O HUEVOS (2 UNIDADES).

ACOMPAÑAMIENTO: CEREALES (40 G EN CRUDO),
PASTA, LEGUMBRE (100 G EN COCIDO) O PATATAS
(160 G) O PAN (60 G).

RECOMENDACIONES GENERALES EN LA FASE 1

Se pueden consumir 4 cucharadas de aceite de oliva al día.
ENERGÍA: 2.200 CAL.

LA DIETA DE URI SABAT

DÍAS DE REPOSO

DESAYUNO

1 CAFÉ CON LECHE SIN AZÚCAR.

PAN INTEGRAL (60 G) + PAVO O JAMÓN SERRANO O HUEVO (1 UNIDAD) O ATÚN (1 LATA) + ACEITE DE OLIVA O AGUACATE (½-¼) + TOMATE O PIMIENTO, CANÓNIGOS (OPCIONAL).

MEDIA MAÑANA

1 FRUTA + 20 G DE FRUTOS SECOS.

COMIDA

OPCIÓN A
1ER PLATO: VERDURA O ENSALADA (CANTIDAD LIBRE).

2º PLATO: PESCADO BLANCO (200 G) O PESCADO AZUL (150 G) O CARNE ROJA (150 G) O CARNE BLANCA (150 G) O HUEVOS (2 UNIDADES).

ACOMPAÑAMIENTO: CEREALES (40 G EN CRUDO), PASTA, LEGUMBRE (100 G EN COCIDO) O PATATAS (160 G) O PAN (60 G).

OPCIÓN B
1ER PLATO: VERDURA O ENSALADA (CANTIDAD LIBRE).

2º PLATO: CEREALES (80 G EN CRUDO), PASTA, LEGUMBRE (180 G EN COCIDO) + CARNE (60-80 G) O PESCADO O HUEVO.

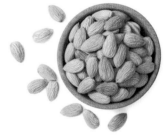

MERIENDA

2 PIEZAS DE FRUTA + 20 G DE FRUTOS SECOS O 40 G DE QUESO CURADO O SEMI (PUNTUAL).

CENA

1ER PLATO: VERDURA O ENSALADA (CANTIDAD LIBRE).

2º PLATO: PESCADO BLANCO (200 G) O PESCADO AZUL (150 G) O CARNE ROJA (150 G) O CARNE BLANCA (150 G) O HUEVOS (2 UNIDADES).

ACOMPAÑAMIENTO: CEREALES (40 G EN CRUDO), PASTA, LEGUMBRE (100 G EN COCIDO) O PATATA (160 G) O PAN (60 G).

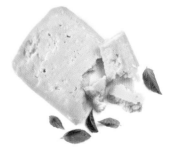

RECOMENDACIONES GENERALES EN LA FASE 1

Se pueden consumir 4 cucharadas de aceite de oliva al día.
ENERGÍA: 2.000 CAL.

LA DIETA DE URI SABAT
FASE 2 Y 3: DÍAS DE EJERCICIO

DESAYUNO

TÉ + 1 FRUTA + 1 YOGUR NATURAL + FRUTOS SECOS (20 G) + 1 CUCHARADA DE MIEL.

PAN INTEGRAL (90 G) + ACEITE DE OLIVA O AGUACATE (½-¼) + TOMATE O PIMIENTO, CANÓNIGOS (OPCIONAL) + HUEVO O PAVO.

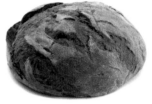

MEDIA MAÑANA

2 PIEZAS DE FRUTA + BATIDO POSTENTRENO + PAN INTEGRAL (110 G) + PAVO O JAMÓN SERRANO O HUEVO (1 UNIDAD) O ATÚN (1 LATA) + ACEITE DE OLIVA O AGUACATE (½-¼) + TOMATE O PIMIENTO, CANÓNIGOS (OPCIONAL).

COMIDA

OPCIÓN A
1ER PLATO: VERDURA O ENSALADA (CANTIDAD LIBRE).

2º PLATO: PESCADO BLANCO (200 G) O PESCADO AZUL (150 G) O CARNE ROJA (150 G) O CARNE BLANCA (150 G) O HUEVOS (2 UNIDADES).

ACOMPAÑAMIENTO: CEREALES (40 G EN CRUDO), PASTA, LEGUMBRE (100 G EN COCIDO) O PATATA (160 G) O PAN (60 G).

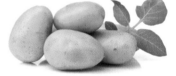

MERIENDA

2 PIEZAS DE FRUTA + PAN INTEGRAL (110 G) + PAVO O JAMÓN SERRANO O HUEVO (1 UNIDAD) O ATÚN (1 LATA) + ACEITE DE OLIVA O AGUACATE (½-¼) + TOMATE O PIMIENTO, CANÓNIGOS (OPCIONAL) + 20 G DE FRUTOS SECOS.

CENA

1ER PLATO: VERDURA O ENSALADA (CANTIDAD LIBRE).

2º PLATO: PESCADO BLANCO (200 G) O PESCADO AZUL (150 G) O CARNE ROJA (150 G) O CARNE BLANCA (150 G) O HUEVOS (2 UNIDADES).

ACOMPAÑAMIENTO: CEREALES (40 G EN CRUDO), PASTA, LEGUMBRE (100 G EN COCIDO) O PATATAS (160 G) O PAN (60 G).

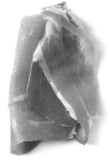

RECOMENDACIONES GENERALES EN LAS FASES 2 Y 3

Se pueden consumir 5 cucharadas de aceite de oliva al día. 8 g de creatina.
ENERGÍA: 3.500 CAL.

LA DIETA DE URI SABAT
DÍAS DE REPOSO

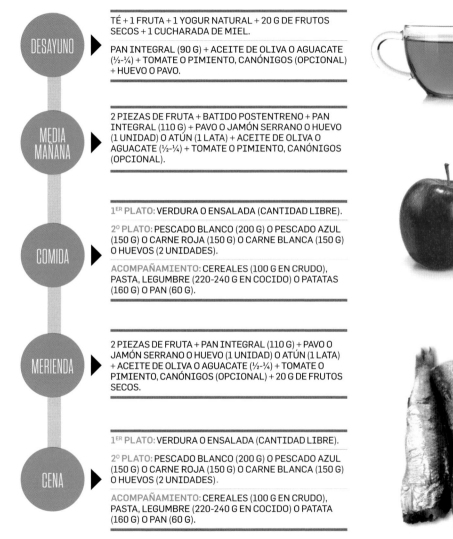

DESAYUNO

TÉ + 1 FRUTA + 1 YOGUR NATURAL + 20 G DE FRUTOS SECOS + 1 CUCHARADA DE MIEL.

PAN INTEGRAL (90 G) + ACEITE DE OLIVA O AGUACATE (½-¼) + TOMATE O PIMIENTO, CANÓNIGOS (OPCIONAL) + HUEVO O PAVO.

MEDIA MAÑANA

2 PIEZAS DE FRUTA + BATIDO POSTENTRENO + PAN INTEGRAL (110 G) + PAVO O JAMÓN SERRANO O HUEVO (1 UNIDAD) O ATÚN (1 LATA) + ACEITE DE OLIVA O AGUACATE (½-¼) + TOMATE O PIMIENTO, CANÓNIGOS (OPCIONAL).

COMIDA

1ER PLATO: VERDURA O ENSALADA (CANTIDAD LIBRE).

2º PLATO: PESCADO BLANCO (200 G) O PESCADO AZUL (150 G) O CARNE ROJA (150 G) O CARNE BLANCA (150 G) O HUEVOS (2 UNIDADES).

ACOMPAÑAMIENTO: CEREALES (100 G EN CRUDO), PASTA, LEGUMBRE (220-240 G EN COCIDO) O PATATAS (160 G) O PAN (60 G).

MERIENDA

2 PIEZAS DE FRUTA + PAN INTEGRAL (110 G) + PAVO O JAMÓN SERRANO O HUEVO (1 UNIDAD) O ATÚN (1 LATA) + ACEITE DE OLIVA O AGUACATE (½-¼) + TOMATE O PIMIENTO, CANÓNIGOS (OPCIONAL) + 20 G DE FRUTOS SECOS.

CENA

1ER PLATO: VERDURA O ENSALADA (CANTIDAD LIBRE).

2º PLATO: PESCADO BLANCO (200 G) O PESCADO AZUL (150 G) O CARNE ROJA (150 G) O CARNE BLANCA (150 G) O HUEVOS (2 UNIDADES).

ACOMPAÑAMIENTO: CEREALES (100 G EN CRUDO), PASTA, LEGUMBRE (220-240 G EN COCIDO) O PATATA (160 G) O PAN (60 G).

RECOMENDACIONES GENERALES EN LA FASE 2 Y 3

Se pueden consumir 5 cucharadas de aceite de oliva al día. 8 g de creatina.
ENERGÍA: 2.600 CAL.

¡VIVE TU RETO MH!:
ROBERTO LEAL

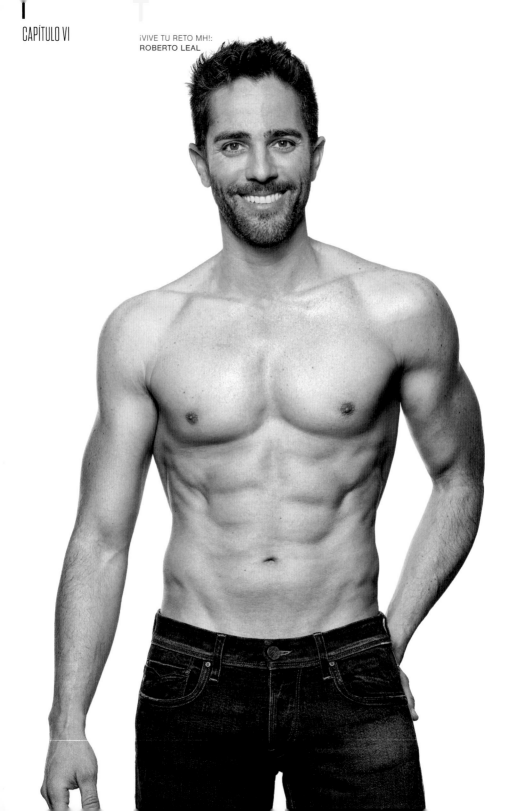

EL RETO MH DE ROBERTO LEAL:
GANAR MÚSCULO

El Reto MH llegó a la vida de Roberto Leal en un momento clave. Mientras vivía la resaca del éxito de *Operación Triunfo 2017*, presentaba *España Directo* cada tarde de lunes a viernes y acababa de ser padre de una niña hacía tan solo unos meses, se embarcó en esta aventura. Y lo cierto es que, pese a los obstáculos, desde el primer minuto lo hizo con todo el compromiso y la profesionalidad que lo caracteriza.

Pero el deporte no era algo totalmente ajeno a Roberto. Durante años había sido un aficionado al *running* y, de hecho, su marca en maratón era de 3:28 h. "Conseguí bajar de 3:30, que para mí está bien, pero la verdad es que es bastante mejorable", nos confesaba al comenzar el Reto MH.

Sin embargo, esta vez la cosa era muy distinta. Por un lado, porque su entrenamiento no era uno de esos con un gran objetivo a largo plazo, sino más bien un paquete de medidas con el sello de 'urgente' puesto encima con letras en rojo. Algo con una fecha de caducidad casi inmediata: dos meses. Un Reto exprés en toda regla que no admitía descansos ni concesiones. Por otro lado, para un corredor amante del aire libre, eso de encerrarse en un gimnasio a levantar pesas no es plato de gusto precisamente. Y ahí es donde radicaba la dificultad de este Reto MH... y en la dieta, por supuesto.

Varios años como reportero del programa *España Directo* dieron a Roberto unos cuantos conocimientos de cocina. De hecho, tiene dos libros de recetas en el mercado: *La cocina de España Directo* y *Las recetas de España Directo*. Por tanto, siempre fue consciente de que no llegaría hasta la portada de *Men's Health* sin cumplir a rajatabla el plan alimenticio elaborado por la nutricionista, Anabel Fernández. Lo que más echó en falta fue el chocolate, pero mereció la pena. Y si no, mira su sonrisa de satisfacción en nuestra portada...

EL PUNTO DE PARTIDA

Inconvenientes: Un alto nivel de estrés, con un programa diario en directo, los compromisos post OT 2017 y una paternidad recién estrenada, además de hacer casi todas las comidas fuera de casa.

Ventajas: Su carácter disciplinado, su fuerza de voluntad, algunos conocimientos de cocina y un pasado como corredor.

EL OBJETIVO

En ocho semanas, Roberto Leal debía convertir la grasa en músculo, ganar fuerza y definir su musculatura.

LA ESTRATEGIA

El director técnico del Reto MH, Fito Florensa, decidió utilizar como punto de partida la base de *runner* de la que disponía Roberto. Sobre ella añadió trabajo de hipertrofia, para aumentar su fuerza y su masa muscular. Dividió el plan de entrenamiento en dos fases, de un mes de duración cada una: la primera, de adaptación y transformación con trabajo de fuerza y resistencia general, y la segunda, de integración, en la que se aumentó el nivel técnico de los ejercicios.

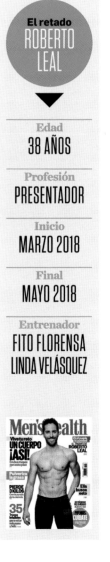

El retado
ROBERTO LEAL

Edad
38 AÑOS

Profesión
PRESENTADOR

Inicio
MARZO 2018

Final
MAYO 2018

Entrenador
FITO FLORENSA
LINDA VELÁSQUEZ

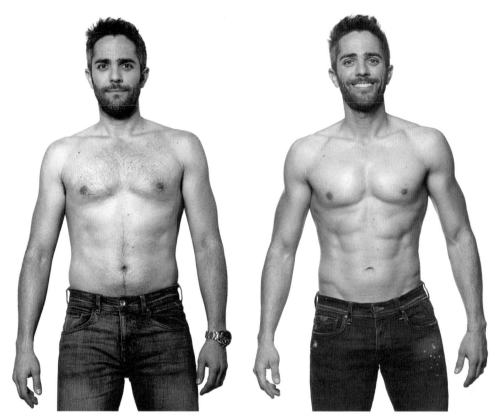

SU EVOLUCIÓN

	INICIO	1ER MES	2O MES
PESO	82,6 kg	78,6 kg	78,6 kg
% GRASA	19,4	16,2	13,1
CINTURA	86 cm	82 cm	81 cm
BRAZO	35 cm	38 cm	39 cm

LA VALORACIÓN DEL ENTRENADOR, FITO FLORENSA

"Roberto Leal partió de una buena base, puesto que ya estaba acostumbrado a correr e incluso había hecho algún maratón. Pero también es verdad que venía de unos meses un poco caóticos en lo referido a horarios y estrés, debido a su trabajo en televisión y a su reciente paternidad. Me preocupaba la cantidad y la calidad del sueño, que es fundamental para conseguir los objetivos. Pero superó el Reto MH con una nota de 10. Alguien que tenía todo su cuerpo adaptado al *running* supo crear músculo en apenas dos meses. La clave de su éxito fue la disciplina. Se lo tomó muy en serio, y eso se nota".

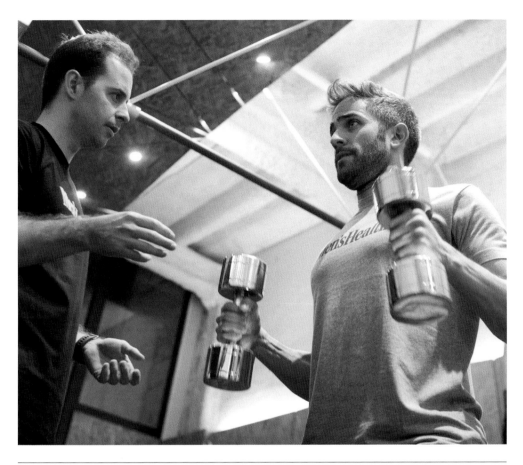

LA VALORACIÓN DE ROBERTO LEAL

"Cuando empecé el Reto MH, yo creo que mi forma física estaba, del 1 al 10, en un 7 raspado. Por un lado, porque los gemelos y sóleos se me cargan muy rápidamente e incluso he sufrido alguna que otra lesión en ellos. Por otro, porque casi no podía entrenar, aunque a veces hacía alguna tirada por la mañana a primera hora o buscaba un hueco en los viajes, ya que procuro llevar siempre las zapatillas en la maleta. Eso me permitió después, durante el Reto, continuar con el hábito de entrenar a primera hora. A las 7 ya estaba dándolo todo en el gimnasio. Algún día sí que se me hizo cuesta arriba, la verdad. Pero, a medida que veía cambios y que la cosa iba por buen camino, me iba motivando más. 'Esto lo acabo yo como que me llamo Roberto', me dije. Eso ocurrió a partir del primer mes si no recuerdo mal; había perdido unos tres kilos y recuerdo que me vi capaz de superar el reto de irme con mis amigos a Canarias, con buffet libre y pulserita, a 25 grados, y yo elegir solamente ensalada, algo a la plancha, agua y té verde mientras todos estaban de fiesta. Esa ha sido la parte más dura de todas: la dieta. Quitarme los azúcares en general y los dulces en particular, con lo que a mí me gusta el chocolate, no fue fácil. No es que antes tomase muchos, pero me los prohibieron del todo. Es verdad que los azúcares están presentes de manera natural en la fruta, por ejemplo, pero un trocito de bizcocho... Podría haber pecado, pero con tan poco tiempo disponible para conseguir la portada, decidí no hacerlo. Sobre el resultado, creo que conseguí superar el Reto MH, también gracias a ponerme en manos de unos grandes profesionales. Uno siempre puede estar mejor con un poquito más de tiempo, pero eso hubiera significado también más sacrificio. Quedé muy satisfecho y feliz."

EL ENTRENAMIENTO DE ROBERTO LEAL

EJERCICIO	PESO	SERIES	REPETICIONES	DESCANSO

SEMANA 1 (FASE 1)

EN ESTA PRIMERA FASE, LA ESTRATEGIA ES AUMENTAR EL POTENCIAL MOTOR DE TRABAJO CON FUERZA GENERAL, YA QUE LA RESISTENCIA LA TIENE MUY BIEN TRABAJADA (NO HAY QUE OLVIDAR QUE CORRIÓ EL MARATÓN DE SEVILLA SEMANAS ANTES DE EMPEZAR EL RETO MH).

ADAPTACIÓN

OBJETIVOS: DAR UNA ESPECIAL IMPORTANCIA A LA FLEXIBILIDAD DINÁMICA Y ESTÁTICA, ASÍ COMO AL TRABAJO DE EQUILIBRIO Y COORDINACIÓN.

Mejorar la técnica de los ejercicios de fuerza, controlando la ejecución para que los movimientos sean seguros, sólidos y se activen los músculos necesarios que intervienen en los movimientos.

Trabajar los músculos que Roberto, como corredor, no suele entrenar.

Moverse en todos los planos y ejes, no solo en dos dimensiones, para prevenir lesiones y sacar el máximo potencial del movimiento del cuerpo.

Restaurar el equilibrio perdido por la falta de sueño tras su reciente paternidad, con el consiguiente desajuste hormonal (relación cortisol-testosterona).

DÍA 1

CALENTAMIENTO:
10 MINUTOS DE MOVILIDAD ARTICULAR PARA ACTIVAR EL CUERPO, ACOMPAÑADOS DE UN CALENTAMIENTO EN CINTA O ELÍPTICA. HACER TODOS LOS EJERCICIOS SIN DESCANSO ENTRE ELLOS.
AL ACABAR, DESCANSAR 1 MINUTO ANTES DE LA SIGUIENTE SUPERSERIE DE EJERCICIOS. REPETIR CINCO VECES AUMENTANDO EL PESO.

SUPERSERIES GRUPO 1

EJERCICIO	PESO	SERIES	REPETICIONES	DESCANSO
PRESS DE BANCA	10-12,5-15-17,5-20	5	20-15-12-10-8	-
DOMINADAS CON BANDA	-	5	20-15-12-10-8	-
PRESS MILITAR CON MANCUERNAS	8-10-10-10-12,5	5	20-15-12-10-8	-
SENTADILLAS CON MANCUERNAS	-	5	20"	60"
PLANCHA FRONTAL	-	5	20"	60"

SUPERSERIES GRUPO 2

EJERCICIO	PESO	SERIES	REPETICIONES	DESCANSO
PRESS DE BANCA INCLINADO	15-15-15-15-15	5	10-10-10-10-10	-
DOMINADAS CON AGARRE SUPINO	-	5	10	-
ELEVACIONES LATERALES	4,5 COMO MÁX.	5	10-10-10-10-10	-
LUNGES CON MANCUERNAS	MÁXIMO POSIBLE	5	10 POR LADO	-
ESCALADOR Y TABLA LATERAL	-	5	20 REPS. Y 20" POR LADO	60"

VUELTA A LA CALMA: POSICIONES DE YOGA

EJERCICIO	PESO	SERIES	REPETICIONES	DESCANSO
COBRA	-	-	30"	-
PERRO BOCA ABAJO	-	-	30"	-
ARCO	-	-	30"	-
PUENTE	-	-	30"	-
MEDIA PINZA	-	-	30"	-

EJERCICIO	PESO	SERIES	REPETICIONES	DESCANSO
TRIÁNGULO	-	-	30"	-
POSTURA DEL NIÑO	-	-	30"	-

LIBERACIÓN MIOFASCIAL CON PELOTA DE TENIS PARA ARCOS DEL PIE + FOAM ROLLER REALIZANDO ESTIRAMIENTOS ACTIVOS DE LA CADENA POSTERIOR.

DÍA 2

CALENTAMIENTO:
10 MINUTOS EN ELÍPTICA O CINTA DE CORRER, PARA ACTIVAR LOS MÚSCULOS Y PREPARARLOS PARA TRABAJAR LA MOVILIDAD Y LA RESISTENCIA EN MOVIMIENTOS LENTOS Y CONTROLADOS.

TÁBATA FULMINANTE

EJERCICIO	PESO	SERIES	REPETICIONES	DESCANSO
SWING RUSO(MEDIO) /AMERICANO ALTO	12	-	20"	-
REMO TRX	-	-	20"	-
SUBIDA ALTERNA AL CAJÓN	-	-	20"	-
TWIST RUSO	-	-	20"	-
PATADA DE TRÍCEPS CON MANCUERNAS	8	-	20"	-
TIRO BALÓN DE PESO	8	-	20"	-
FEMORAL TUMBADO CON FITBALL	-	-	20"	-
SENTADILLA CON SALTO TRX	-	-	20"	-

VUELTA A LA CALMA: POSICIONES DE YOGA

EJERCICIO	PESO	SERIES	REPETICIONES	DESCANSO
COBRA	-	-	30"	-
PERRO BOCA ABAJO	-	-	30"	-
ARCO	-	-	30"	-
PUENTE	-	-	30"	-
MEDIA PINZA	-	-	30"	-
TRIÁNGULO	-	-	30"	-
POSTURA DEL NIÑO	-	-	30"	-

LIBERACIÓN MIOFASCIAL CON PELOTA DE TENIS PARA ARCOS DEL PIE + FOAM ROLLER REALIZANDO ESTIRAMIENTOS ACTIVOS DE LA CADENA POSTERIOR.

EJERCICIO	PESO	SERIES	REPETICIONES	DESCANSO
DÍA 3				
CALENTAMIENTO: 10 MINUTOS DE MOVILIDAD ARTICULAR + 10 DE ELÍPTICA O CINTA DE CORRER. **EJECUCIÓN:** REALIZAR LAS SERIES MARCADAS SIN DESCANSO ENTRE EJERCICIOS. SE PUEDE DESCANSAR DURANTE UN MINUTO UNA VEZ FINALIZADOS LOS CINCO DE LA PRIMERA SERIE.				
SUPERSERIES GRUPO 1				
APERTURAS CON MANCUERNAS EN BANCO	8-8-10-10-10	5	10-10-10-10-10	-
DOMINADAS AGARRE SUPINO	-	5	10 POR VUELTA	-
CURL DE BÍCEPS	8-8-10-10-10	5	10-10-10-10-10	-
TRX REMO CERRADO	CHALECO DE 10 KILOS	4	12-12-15-15-15	-
SUPERSERIES GRUPO 2				
FLEXIONES EN TRX	-	4	10-10-10-10	-
REMO A UN BRAZO CON MANCUERNA	14-14-14-14	4	20-15-10-8	-
TRÍCEPS CON TRX	-	4	10-10-10-10	-
FLEXIÓN DE BRAZO Y RODILLAS AL PECHO	CHALECO DE 10 KILOS	4	15-15-15-15	-
VUELTA A LA CALMA: POSICIONES DE YOGA				
COBRA	-	-	30"	-
PERRO BOCA ABAJO	-	-	30"	-
ARCO	-	-	30"	-
PUENTE	-	-	30"	-
MEDIA PINZA	-	-	30"	-
TRIÁNGULO	-	-	30"	-
POSTURA DEL NIÑO	-	-	30"	-
LIBERACIÓN MIOFASCIAL CON PELOTA DE TENIS PARA ARCOS DEL PIE + FOAM ROLLER REALIZANDO ESTIRAMIENTOS ACTIVOS DE LA CADENA POSTERIOR.				
DÍA 4				
CALENTAMIENTO: MOVIMIENTOS ARTICULARES DURANTE 10 MINUTOS + 10 MINUTOS DE ELÍPTICA O CINTA DE CORRER. DESPUÉS, UNA CLASE DE SPINNING, CORRER 30 MINUTOS A RITMO ALTO, O ENFRENTARSE A UNA CLASE DE KICK BOXING O BOXEO INTENSA.				
DÍA 5				
CALENTAMIENTO: 10 MINUTOS DE MOVILIDAD ARTICULAR PARA ACTIVAR EL CUERPO, ACOMPAÑADOS DE UN CALENTAMIENTO EN CINTA O ELÍPTICA. DEBES HACER TODOS LOS EJERCICIOS SIN DESCANSO ENTRE ELLOS. AL ACABAR, DESCANSAR 1 MINUTO ANTES DE LA SIGUIENTE SUPERSERIE DE EJERCICIOS. REPETIR CINCO VECES AUMENTANDO EL PESO.				
SUPERSERIES GRUPO 1				
PRESS DE BANCA	10-12,5-15-17,5-20	5	20-15-12-10-8	-
DOMINADAS CON BANDA	-	5	10 POR VUELTA	-

EJERCICIO	PESO	SERIES	REPETICIONES	DESCANSO
PRESS MILITAR CON MANCUERNAS	8-10-10-10-12,5	5	20-15-15-12-10	-
SENTADILLAS CON MANCUERNAS	-	5	20-15-15-12-10	-
PLANCHA FRONTAL	-	5	20"	60"
SUPERSERIES GRUPO 2				
PRESS DE BANCA INCLINADO	15	5	10-10-10-10-10	-
DOMINADAS CON AGARRE SUPINO		5	10	-
ELEVACIONES LATERALES	4,5 COMO MÁX.	5	10-10-10-10-10	-
LUNGES CON MANCUERNAS	MÁXIMO POSIBLE		10 POR LADO	-
ESCALADOR Y TABLA LATERAL	-	5	20 REPS Y 20" POR LADO	60"
VUELTA A LA CALMA: POSICIONES DE YOGA				
COBRA	-	-	30"	-
PERRO BOCA ABAJO	-	-	30"	-
ARCO	-	-	30"	-
PUENTE	-	-	30"	-
MEDIA PINZA	-	-	30"	-
TRIÁNGULO	-	-	30"	-
POSTURA DEL NIÑO	-	-	30"	-

LIBERACIÓN MIOFASCIAL CON PELOTA DE TENIS PARA ARCOS DEL PIE + FOAM ROLLER REALIZANDO ESTIRAMIENTOS ACTIVOS DE LA CADENA POSTERIOR.

SEMANA 2

Igual que la semana 1.

SEMANA 3

Igual que la semana 1.

SEMANA 4

Igual que la semana 1.

EJERCICIO	PESO	SERIES	REPETICIONES	DESCANSO

SEMANA 5 (FASE 2)

EN ESTA SEGUNDA FASE SE BUSCA AUMENTAR EL POTENCIAL MOTOR DEL CUERPO Y EMPEZAR CON LA TRANSFORMACIÓN Y LA INTEGRACIÓN.

DÍA 1

CALENTAMIENTO DE MOVILIDAD ARTICULAR DURANTE 10 MINUTOS.
HACER TODOS LOS EJERCICIOS SIN DESCANSO ENTRE ELLOS. AL ACABAR, DESCANSAR 1 MINUTO ANTES DE LA SIGUIENTE SUPERSERIE DE EJERCICIOS.

EJERCICIO	PESO	SERIES	REPETICIONES	DESCANSO
SUPERSERIES GRUPO 1				
PRESS DE BANCA PLANO CON MANCUERNAS + 10 FLEXIONES DE BRAZOS	7,5-10-12,5-15-17,5	5	15-12-10-8-6	-
DOMINADAS	-	5	8-10/8-10/8-10/8-10/8-10	-
ELEVACIONES FRONTALES	6-6-8-8-8	5	10-10-10-10-10	-
REMO CON MANCUERNAS	AUMENTA SEGÚN TÉCNICA	-	15-12-10-10-8	-
CURL DE BÍCEPS	10-10-12-12-12	-	10-10-10-10-10	60"
SUPERSERIES GRUPO 2				
PRESS DE BANCA INCLINADO	15-15-15-15-15	5	10-10-10-10-10	-
DOMINADAS AGARRE SUPINO Y CERRADO	-	5	6-8/6-8/6-8/6-8/6-8	-
PÁJAROS	8-8-8-8-8	5	10-10-10-10-10	-
REMO LADO POR LADO CON MANCUERNAS EN POSICIÓN DE TABLA	12-12-12-12-12	5	10 POR LADO	-
TRÍCEPS CON MANCUERNA	15-15-15-15-15		10-10-10-10-10	-
SUPERSERIES GRUPO 3				
APERTURAS EN BANCO	10-10-12	3	10-10-10	-
CURL MARTILLO	10-10-10	3	10-10-10	-
FLEXIONES DE TRÍCEPS EN BANCO	-	3	10-10-10	-
PLANCHA EN FITBALL	-	3	30" POR SERIE EN POSICIÓN PLANCHA.	-
VUELTA A LA CALMA: POSICIONES DE YOGA				
COBRA	-	-	30"	-
PERRO BOCA ABAJO	-	-	30"	-
ARCO	-	-	30"	-
PUENTE	-	-	30"	-
MEDIA PINZA	-	-	30"	-
TRIÁNGULO	-	-	30"	-
POSTURA DEL NIÑO	-	-	30"	-

EJERCICIO	PESO	SERIES	REPETICIONES	DESCANSO
LIBERACIÓN MIOFASCIAL CON PELOTA DE TENIS PARA ARCOS DEL PIE + FOAM ROLLER REALIZANDO ESTIRAMIENTOS ACTIVOS DE LA CADENA POSTERIOR.				

DÍA 2

TRATAREMOS DE PREVENIR LESIONES DEL TREN INFERIOR CON CAMBIOS DE ESTÍMULOS. REALIZA TODO EL CONJUNTO DE EJERCICIOS SEGUIDOS, SIN DESCANSO. ESO ES UNA VUELTA. REALIZA TRES VUELTAS. DESCANSA 1 MINUTO ENTRE CADA UNA.

EJERCICIO	PESO	SERIES	REPETICIONES	DESCANSO
AGUANTAR DE RODILLAS SOBRE FITBALL	-	-	30"	-
RECOGER LAS PIERNAS EN EL PUENTE CON FITBALL	-	-	15	-
GLÚTEOS EN MÁQUINA	AJUSTAR A TÉCNICA	-	15	-
ELEVACIÓN DE GLÚTEOS CON GOMA HASTA POSICIÓN DE PUENTE	-	-	10	-
PASOS LATERALES CON GOMA	-	-	10	-
ELEVACIONES DE TOBILLO EN PLANCHA	CON TOBILLERAS DE 2 KILOS	-	15	-
PLANCHA LATERAL	-	-	30" POR LADO	-
CLIMB WALKINGS	-	-	20	-

TRAS REALIZAR LAS TRES VUELTAS, HAZ UNA SESIÓN DE CARDIO DE 30-45 MINUTOS.

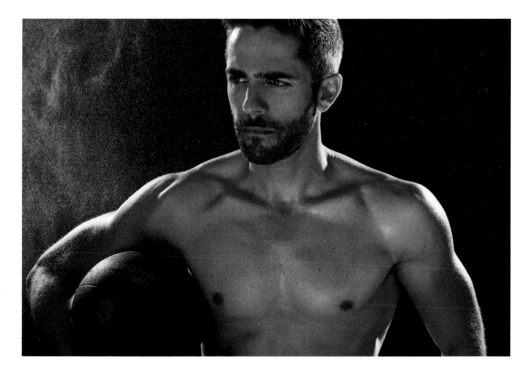

EJERCICIO	PESO	SERIES	REPETICIONES	DESCANSO
DÍA 3				
CALENTAMIENTO: 5 MINUTOS SALTANDO A LA CUERDA Y OTROS 10 DE MOVILIDAD ARTICULAR.				
SALTOS	-	-	30	-
FLEXIONES DE BRAZOS	-	-	30	-
LUNGES SALTANDO	-	-	15 POR LADO	-
POSICIÓN DE TABLA Y ELEVACIÓN DE PIERNA	-	-	10 POR LADO	-
VUELTA A LA CALMA: POSICIONES DE YOGA				
COBRA	-	-	30"	-
PERRO BOCA ABAJO	-	-	30"	-
ARCO	-	-	30"	-
PUENTE	-	-	30"	-
MEDIA PINZA	-	-	30"	-
TRIÁNGULO	-	-	30"	-
POSTURA DEL NIÑO	-	-	30"	-
LIBERACIÓN MIOFASCIAL CON PELOTA DE TENIS PARA ARCOS DEL PIE + FOAM ROLLER REALIZANDO ESTIRAMIENTOS ACTIVOS DE LA CADENA POSTERIOR.				
DÍA 4				
PARA PREVENIR LESIONES DEL TREN INFERIOR, HAZ TODO EL CONJUNTO DE EJERCICIOS SEGUIDOS, SIN DESCANSO. ESO ES UNA VUELTA. REALIZA TRES VUELTAS. DESCANSA 1 MINUTO ENTRE CADA UNA.				
AGUANTAR DE RODILLAS SOBRE FITBALL	-	-	30"	-
RECOGER LAS PIERNAS EN EL PUENTE CON FITBALL	-	-	15	-
GLÚTEOS EN MÁQUINA	AJUSTAR A TÉCNICA	-	15	-
ELEVACIÓN DE GLÚTEOS CON GOMA HASTA POSICIÓN DE PUENTE	-	-	10	-
PASOS LATERALES CON GOMA	-	-	10	-
ELEVACIONES DE TOBILLO EN PLANCHA	CON TOBILLERAS DE 2 KILOS	-	15	-
PLANCHA LATERAL	-	-	30" POR LADO	-
CLIMB WALKINGS	-	-	20	-
TRAS REALIZAR LAS TRES VUELTAS, HAZ UNA SESIÓN DE CARDIO DE 30-45 MINUTOS.				
DÍA 5				
CALENTAMIENTO: MOVILIDAD ARTICULAR DURANTE 10 MINUTOS. HAZ TODOS LOS EJERCICIOS SIN DESCANSO ENTRE ELLOS. AL ACABAR, DESCANSA 1 MINUTO ANTES DE LA SIGUIENTE SUPERSERIE DE EJERCICIOS.				

EJERCICIO	PESO	SERIES	REPETICIONES	DESCANSO
SUPERSERIES GRUPO 1				
PRESS DE BANCA CON MANCUERNAS + 10 FLEXIONES DE BRAZOS	7,5-10-12,5-15-17,5	5	15-12-10-8-6	-
DOMINADAS	-	5	8-10/8-10/8-10/8-10/8-10	-
ELEVACIONES FRONTALES	6/8	5	10-10-10-10-10	-
REMO CON MANCUERNAS	AUMENTA SEGÚN TÉCNICA	-	15-12-10-10-8	-
CURL DE BÍCEPS	10-10-12-12-12	-	10-10-10-10-10	60"
SUPERSERIES GRUPO 2				
PRESS DE BANCA INCLINADO	15	5	10-10-10-10-10	-
DOMINADAS AGARRE SUPINO Y CERRADO	-	5	6-8/6-8/6-8/6-8/6-8	-
PÁJAROS	8-8-8-8-8	5	10-10-10-10-10	-
REMO LADO POR LADO CON MANCUERNAS EN POSICIÓN DE TABLA	12-12-12-12-12	5	10 POR CADA LADO	-
TRÍCEPS CON UNA MANCUERNA	15-15-15-15-15	-	10-10-10-10-10	60"
SUPERSERIES GRUPO 3				
APERTURAS EN BANCO	10-10-12	3	10-10-10	-
CURL MARTILLO	10-10-10	3	10-10-10	-
FLEXIONES DE TRÍCEPS EN BANCO	-	3	10-10-10	-
PLANCHA EN FITBALL	-	3	30" POR SERIE EN POSICIÓN PLANCHA	-
VUELTA A LA CALMA: POSICIONES DE YOGA				
COBRA	-	-	30"	-
PERRO BOCA ABAJO	-	-	30"	-
ARCO	-	-	30"	-
PUENTE	-	-	30"	-
MEDIA PINZA	-	-	30"	-
TRIÁNGULO	-	-	30"	-
POSTURA DEL NIÑO	-	-	30"	-

LIBERACIÓN MIOFASCIAL CON PELOTA DE TENIS PARA ARCOS DEL PIE + FOAM ROLLER REALIZANDO ESTIRAMIENTOS ACTIVOS DE LA CADENA POSTERIOR.

EJERCICIO	PESO	SERIES	REPETICIONES	DESCANSO
SEMANA 6				
Igual que la semana 5.				
SEMANA 7				
Igual que la semana 5.				
SEMANA 8				
Igual que la semana 5.				

TÁBATAS

Los tábatas son un protocolo de entrenamiento que consiste en realizar 20 segundos de ejercicio y descansar otros 10 segundos. Este ciclo de entrenamiento se repite varias veces en función de los objetivos a alcanzar (6-8-10...) El entrenamiento de Roberto Leal consistía en hacer 6 tábatas de un ejercicio concreto con seis repeticiones y un descanso de 1 minuto entre un tábata y otro.

Estos eran los 6 ejercicios que realizaba Roberto Leal, hasta completar un total de 30 minutos. ¿Te atreves con ellos?

EJERCICIO	PESO	SERIES	REPETICIONES	DESCANSO
TÁBATA				
ZANCADAS	-	8	20"	10"
FLEXIONES ESTILO JUDO	-	8	20"	10"
PATADAS LATERALES DE ANIMAL FLOW	-	8	20"	10"
FLEXIONES DE TRÍCEPS	-	8	20"	10"
CRAB REACH ALTERNANDO LADOS	-	8	20"	10"
EXTENSIÓN DE CADERA	-	8	20"	10"

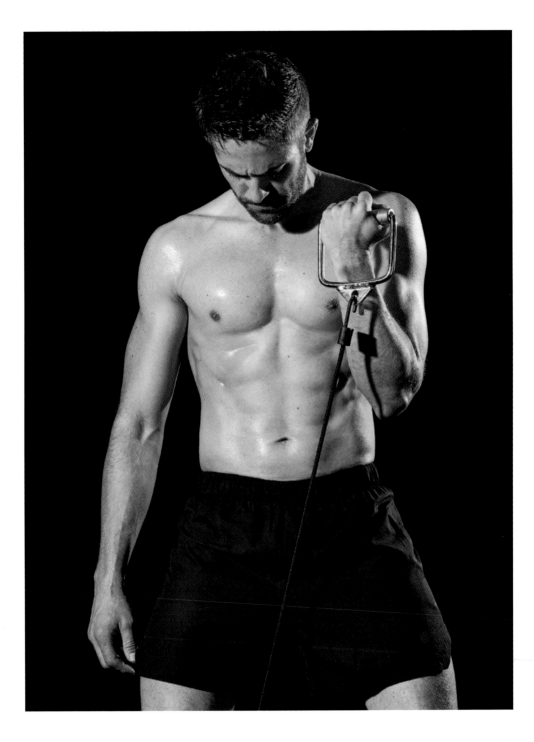

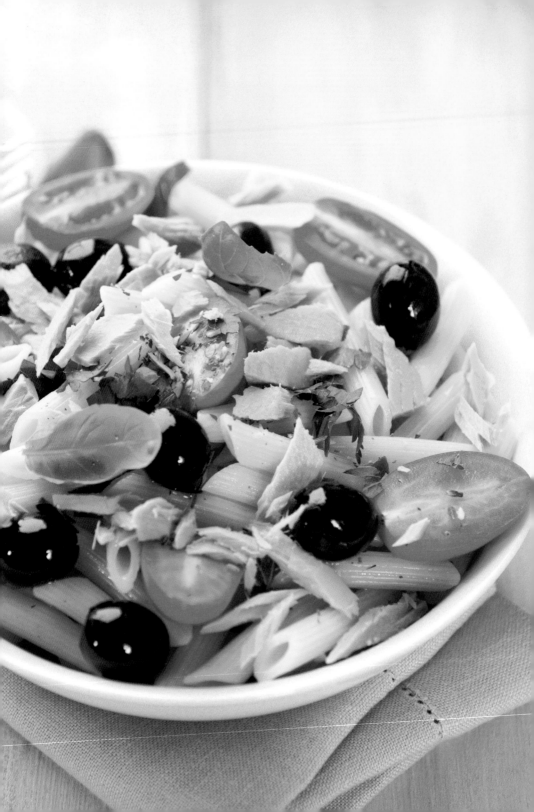

LA DIETA DE ROBERTO LEAL
DÍAS DE EJERCICIO

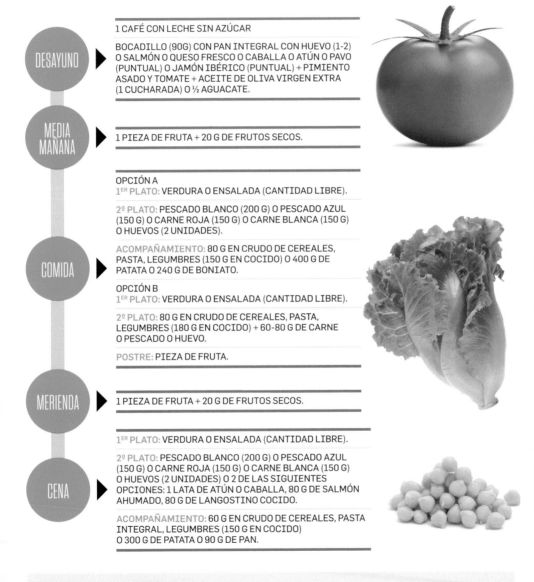

DESAYUNO

1 CAFÉ CON LECHE SIN AZÚCAR

BOCADILLO (90G) CON PAN INTEGRAL CON HUEVO (1-2) O SALMÓN O QUESO FRESCO O CABALLA O ATÚN O PAVO (PUNTUAL) O JAMÓN IBÉRICO (PUNTUAL) + PIMIENTO ASADO Y TOMATE + ACEITE DE OLIVA VIRGEN EXTRA (1 CUCHARADA) O ½ AGUACATE.

MEDIA MAÑANA

1 PIEZA DE FRUTA + 20 G DE FRUTOS SECOS.

COMIDA

OPCIÓN A
1ER PLATO: VERDURA O ENSALADA (CANTIDAD LIBRE).

2º PLATO: PESCADO BLANCO (200 G) O PESCADO AZUL (150 G) O CARNE ROJA (150 G) O CARNE BLANCA (150 G) O HUEVOS (2 UNIDADES).

ACOMPAÑAMIENTO: 80 G EN CRUDO DE CEREALES, PASTA, LEGUMBRES (150 G EN COCIDO) O 400 G DE PATATA O 240 G DE BONIATO.

OPCIÓN B
1ER PLATO: VERDURA O ENSALADA (CANTIDAD LIBRE).

2º PLATO: 80 G EN CRUDO DE CEREALES, PASTA, LEGUMBRES (180 G EN COCIDO) + 60-80 G DE CARNE O PESCADO O HUEVO.

POSTRE: PIEZA DE FRUTA.

MERIENDA

1 PIEZA DE FRUTA + 20 G DE FRUTOS SECOS.

CENA

1ER PLATO: VERDURA O ENSALADA (CANTIDAD LIBRE).

2º PLATO: PESCADO BLANCO (200 G) O PESCADO AZUL (150 G) O CARNE ROJA (150 G) O CARNE BLANCA (150 G) O HUEVOS (2 UNIDADES) O 2 DE LAS SIGUIENTES OPCIONES: 1 LATA DE ATÚN O CABALLA, 80 G DE SALMÓN AHUMADO, 80 G DE LANGOSTINO COCIDO.

ACOMPAÑAMIENTO: 60 G EN CRUDO DE CEREALES, PASTA INTEGRAL, LEGUMBRES (150 G EN COCIDO) O 300 G DE PATATA O 90 G DE PAN.

RECOMENDACIONES GENERALES
Se pueden consumir 4 cucharadas de aceite de oliva al día.
ENERGÍA: 2.200 CAL.

LA DIETA DE ROBERTO LEAL
DÍAS DE REPOSO

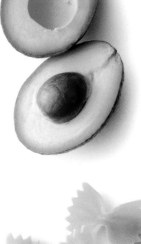

DESAYUNO

1 CAFÉ CON LECHE SIN AZÚCAR.

BOCADILLO (60 G) CON PAN INTEGRAL CON HUEVO (1-2) O SALMÓN O QUESO FRESCO O CABALLA O ATÚN O PAVO (PUNTUAL) O JAMÓN IBÉRICO (PUNTUAL) + PIMIENTO ASADO Y TOMATE + ACEITE DE OLIVA VIRGEN EXTRA (1 CUCHARADA) O ½ AGUACATE.

MEDIA MAÑANA

2 PIEZAS DE FRUTA + 20 G FRUTOS SECOS.

COMIDA

1ER PLATO: VERDURA O ENSALADA (CANTIDAD LIBRE).

2º PLATO: PESCADO BLANCO (200 G) O PESCADO AZUL (150 G) O CARNE ROJA (150 G) O CARNE BLANCA (150 G) O HUEVOS (2 UNIDADES).

ACOMPAÑAMIENTO: 40 G EN CRUDO DE CEREALES INTEGRALES, PASTA INTEGRAL, LEGUMBRES (100 G EN COCIDO) O 200 G DE PATATA O 120 G DE BONIATO O 60 G DE PAN.

MERIENDA

1 PIEZA DE FRUTA + 20 G DE FRUTOS SECOS.

CENA

1ER PLATO: VERDURA O ENSALADA (CANTIDAD LIBRE).

2º PLATO: 60 G EN CRUDO DE CEREALES, PASTA, LEGUMBRES (150 G EN COCIDO) + 60-80 G DE CARNE O PESCADO O HUEVOS (2 UNIDADES).

RECOMENDACIONES GENERALES EN LA FASE 1
Se pueden consumir 5 cucharadas de aceite de oliva al día.
ENERGÍA: 2.000-2.100 CAL.

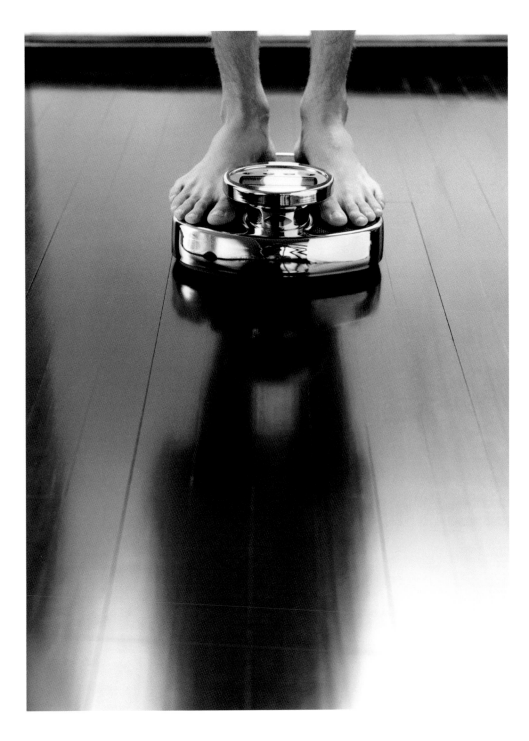

7 ALIMENTOS QUE TE AYUDARÁN (Y CUÁNDO COMERLOS)

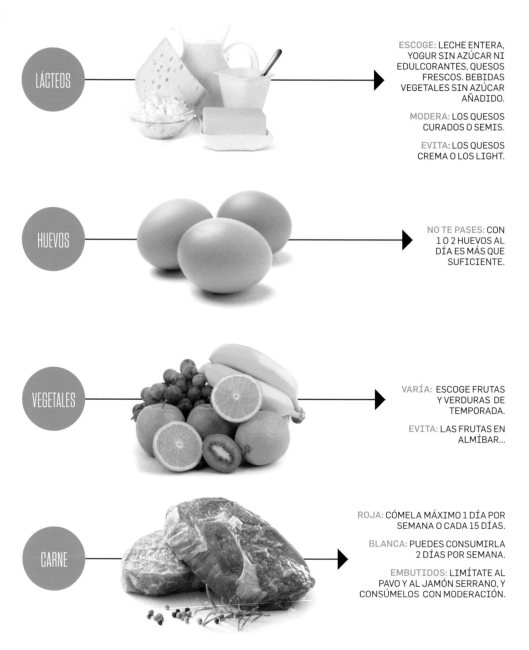

LÁCTEOS

ESCOGE: LECHE ENTERA, YOGUR SIN AZÚCAR NI EDULCORANTES, QUESOS FRESCOS. BEBIDAS VEGETALES SIN AZÚCAR AÑADIDO.

MODERA: LOS QUESOS CURADOS O SEMIS.

EVITA: LOS QUESOS CREMA O LOS LIGHT.

HUEVOS

NO TE PASES: CON 1 O 2 HUEVOS AL DÍA ES MÁS QUE SUFICIENTE.

VEGETALES

VARÍA: ESCOGE FRUTAS Y VERDURAS DE TEMPORADA.

EVITA: LAS FRUTAS EN ALMÍBAR...

CARNE

ROJA: CÓMELA MÁXIMO 1 DÍA POR SEMANA O CADA 15 DÍAS.

BLANCA: PUEDES CONSUMIRLA 2 DÍAS POR SEMANA.

EMBUTIDOS: LIMÍTATE AL PAVO Y AL JAMÓN SERRANO, Y CONSÚMELOS CON MODERACIÓN.

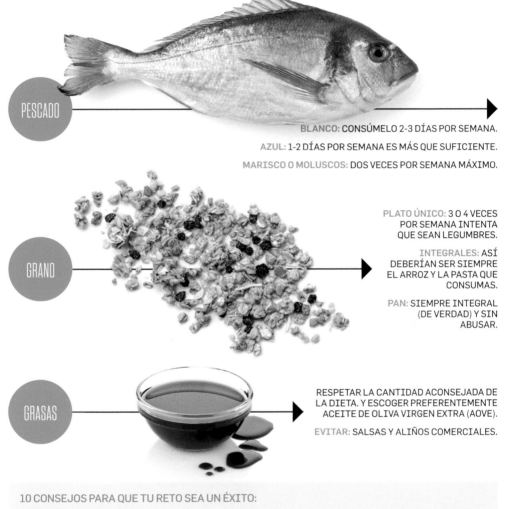

PESCADO

BLANCO: CONSÚMELO 2-3 DÍAS POR SEMANA.

AZUL: 1-2 DÍAS POR SEMANA ES MÁS QUE SUFICIENTE.

MARISCO O MOLUSCOS: DOS VECES POR SEMANA MÁXIMO.

GRANO

PLATO ÚNICO: 3 O 4 VECES POR SEMANA INTENTA QUE SEAN LEGUMBRES.

INTEGRALES: ASÍ DEBERÍAN SER SIEMPRE EL ARROZ Y LA PASTA QUE CONSUMAS.

PAN: SIEMPRE INTEGRAL (DE VERDAD) Y SIN ABUSAR.

GRASAS

RESPETAR LA CANTIDAD ACONSEJADA DE LA DIETA. Y ESCOGER PREFERENTEMENTE ACEITE DE OLIVA VIRGEN EXTRA (AOVE).

EVITAR: SALSAS Y ALIÑOS COMERCIALES.

10 CONSEJOS PARA QUE TU RETO SEA UN ÉXITO:

1. Bebe en función de la sed.
2. Evita las bebidas azucaradas y el alcohol. Tu bebida habitual debería ser el agua.
3. Consume al menos 2 o 3 piezas de fruta al día. No olvides que siempre es mejor la fruta entera que los zumos (aunque sean caseros).
4. Cocina suave: al vapor, al horno, al microondas...
5. Evita los fritos y los rebozados, y usa especias para moderar la sal.
6. Ve reduciendo tu dosis de edulcorantes hasta que tu paladar se acostumbre al sabor natural de los alimentos.
7. Mastica bien y come lentamente.
8. No te saltes ninguna comida.
9. Mantente atento a las sensaciones de hambre y saciedad.
10. Si te ves obligado a comer fuera, escoge siempre platos de verdura o ensalada de primero. Para los segundos, carne o pescado al horno o a la plancha (sin salsas).

GLOSARIO

Guía de los términos más comunes del Reto MH

A

Ácido láctico
También llamado lactato, es un producto metabólico que se forma en los músculos cuando no reciben suficiente oxígeno.

Agujetas
Este molesto dolor no se debe, como muchos piensan, a la acumulación de ácido láctico, sino a microdesgarros en las fibras de los músculos.

Aminoácidos
Se utiliza este término como sinónimo de aminoácidos proteinogénicos, que son los que participan en la síntesis de proteínas. No obstante, también existen aminoácidos no proteinogénicos.

B

Balance energético
Es la relación entre la energía gastada (metabolismo basal más actividad voluntaria) y la energía obtenida a través de los alimentos. Un balance energético positivo se traduce en un incremento del peso, y uno negativo conduce a una pérdida de peso.

C

Calentamiento
La preparación del cuerpo para un trabajo físico.

Calorías
Una unidad de medida de la energía. Se define como la cantidad de energía calorífica necesaria para elevar un grado centígrado la temperatura de un gramo de agua. En relación con los alimentos, las calorías miden la energía que aportan al organismo. Los valores se expresan en kilocalorías (kcal). Una kcal son en realidad 1.000 calorías, pero generalmente se obvia esta distinción. Otra medida menos utilizada son los julios. Una caloría equivale a 4,2 julios aproximadamente.

Carbohidratos
Junto con las grasas y las proteínas, la fuente de energía y el nutriente más importante para el cuerpo humano. El cuerpo almacena los carbohidratos en forma de glucógeno.

Combustión de la grasa
El proceso de obtención de energía a partir de los ácidos grasos por medio del metabolismo lipídico. La grasa suele proceder del tejido graso del cuerpo y también de los alimentos.

Contracción final
También denominada contracción máxima. Ocurre cuando se detiene el movimiento en el punto de máxima tensión muscular. Las contracciones finales son una buena forma de aumentar la intensidad de un entrenamiento.

Crunch
Un ejercicio de abdominales muy sencillo y efectivo del que existe una gran variedad de versiones.

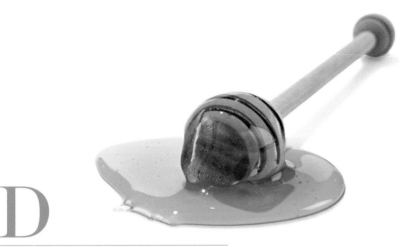

D

Depósitos de glucógeno

Son los carbohidratos que el cuerpo almacena en forma de glucógeno. Dos tercios aproximadamente se encuentran en los músculos, y un tercio en el hígado. Los depósitos de glucógeno proporcionan energía durante 90 minutos aproximadamente si el cuerpo realiza una actividad física intensa, como las pesas.

Desequilibrio muscular

El que se produce entre un músculo y su antagonista (por ejemplo, la musculatura de la espalda y la del pecho) debido a la falta de ejercicio, cargas unilaterales, recuperación insuficiente, movimientos incorrectos o lesiones. Los desequilibrios pueden causar tirones musculares, problemas de coordinación, alteraciones funcionales, sobrecarga de los tendones y desgaste del cartílago articular. Para evitarlos, hay que hacer ejercicios de fuerza y estiramientos correctamente.

E

Ejercicios compuestos

Son combinaciones de dos o más ejercicios con mancuernas. La mayor complejidad de los movimientos recluta un número mayor de fibras musculares y desarrolla más la coordinación.

Ejercicios isométricos

Son aquellos que aumentan la tensión muscular pero sin movimientos articulares. Ahorran tiempo y pueden realizarse en cualquier lugar, aunque no están recomendados para personas con la tensión alta.

Entrenamiento

Una sesión de ejercicio cardiovascular, de fuerza o combinado.

Entrenamiento cardiovascular

Es un sinónimo de entrenamiento de resistencia. Su objetivo es mantener una carga de trabajo durante un tiempo prolongado.

Entrenamiento de fuerza

Busca aumentar la fuerza y la masa muscular. Según la forma de entrenar la fuerza, se pueden lograr distintos objetivos (por ejemplo, la hipertrofia).

Entrenamiento de hipertrofia

Entrenamiento de fuerza orientado al crecimiento muscular mediante el incremento de tamaño de las fibras musculares. El número total de fibras no aumenta.

Entrenamiento de resistencia

Una forma de entrenamiento encaminada a que el cuerpo pueda realizar una actividad física durante mucho tiempo seguido. A menudo se llama también entrenamiento cardiovascular.

EPOC (*Excess Post Exercise Oxygen Consumption*)

Consumo de calorías derivado de un entrenamiento. Se trata de un efecto térmico residual originado durante la recuperación postejercicio que puede alargarse hasta 72 horas después del entrenamiento y llegar hasta el 10% de la tasa metabólica.

Estiramientos

Elongación de los músculos con el objetivo de aumentar la movilidad corporal.

F

Fitball

Pelota grande de ejercicio (de unos 85 cm de diámetro) que se emplea para el entrenamiento de fuerza.

Frecuencia cardíaca

El número de pulsaciones por minuto. Depende de la intensidad del esfuerzo, la edad y la condición física. La frecuencia cardíaca máxima también depende de la edad y la condición física.

G

Glucógeno

Un carbohidrato compuesto de glucosa. El cuerpo produce este azúcar complejo a partir de los alimentos ingeridos y lo almacena en el hígado y en los músculos.

Glucosa

Es un azúcar simple y, como tal, pertenece al grupo de los hidratos de carbono. También se conoce con el nombre de dextrosa.

Gomas

Gomas largas, elásticas, fabricadas con látex natural, que se emplean en el entrenamiento de fuerza.

Grasa

La mejor fuente de energía del organismo. La combustión de un gramo de grasa proporciona nueve calorías de energía. Y a la inversa: hay que trabajar mucho y muy duro para deshacerse de la grasa. La grasa también aporta sabor a los alimentos y tiene un papel importante en la absorción de las vitaminas por parte del cuerpo.

H

Hambre

La sensación de hambre se crea en el cerebro, donde se recopila la información relativa al nivel de energía del organismo. Aunque las contracciones de las paredes estomacales aumentan cuando el estómago está vacío (te rugen las tripas), este no es el único desencadenante del hambre. Es más decisivo el nivel de insulina y el nivel de glucosa.

Hardgainer

Término inglés que designa a las personas que tienen un metabolismo muy acelerado y por eso pueden llegar a quemar hasta 5.000 calorías diarias. Generalmente les cuesta mucho ganar peso y masa muscular. Las causas posibles son el estrés, un trastorno metabólico o el sobreentrenamiento.

HIIT (*High Intensity Interval Training*)

Anglicismo con el que se conoce a un tipo de entrenamiento interválico de alta intensidad orientado a aumentar momentáneamente la tasa metabólica, incrementar la resistencia y quemar grasa. Es el mejor ejemplo de entrenamiento metabólico.

Hipertrofia

Incremento del peso o del tamaño de un órgano o tejido como consecuencia de un aumento del tamaño celular. Las células musculares hipertrofiadas son más voluminosas y resisten esfuerzos mayores.

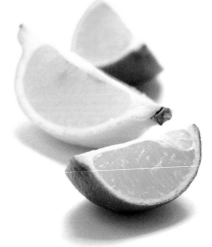

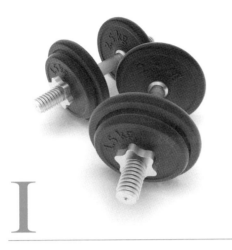

I

IMC

Abreviatura de Índice de Masa Corporal. Proporciona una estimación de la composición corporal a partir de la talla y el peso. Un valor más fiable es el perímetro de cintura: según la OMS (Organización Mundial de la Salud), un perímetro de más de 94 centímetros indica sobrepeso, y por encima de 102 centímetros significa obesidad.

Insulina

Una hormona que segrega el páncreas al comer azúcar y hace que disminuya el nivel de glucemia. Si el nivel de insulina se mantiene alto durante mucho tiempo, las células adiposas aumentan de tamaño y no se degradan. Importante: para quemar grasa es necesario que el nivel de insulina baje.

Intensidad

Indica el grado de esfuerzo al realizar un ejercicio durante un entrenamiento de fuerza o de resistencia. Cuanto mayor es la intensidad, más duro es el entrenamiento.

L

L-carnitina

Una sustancia similar a las vitaminas que el organismo necesita para obtener energía de los ácidos grasos. El cuerpo puede fabricarla por sí mismo, pero también está presente en los alimentos, principalmente en las carnes. No se ha demostrado científicamente que los suplementos de L-carnitina aceleren el crecimiento muscular.

M

Metabolismo

Describe todos los procesos por los que se crean, se transforman o se destruyen sustancias en el organismo.

Metabolismo basal

La cantidad de energía que el cuerpo necesita cada día únicamente para mantener sus funciones. Cuanto más desarrollados estén tus músculos, mayor será tu metabolismo basal y, por lo tanto, más calorías quemarás. Y viceversa.

Metabolismo lipídico

Proceso mediante el cual las grasas de los alimentos se descomponen y pueden ser procesadas por el sistema digestivo.

Minerales

Nutrientes inorgánicos que el organismo no puede fabricar, de manera que deben ser absorbidos a través de los alimentos.

Mitocondrias

Producen energía en las células para que podamos realizar tareas como flexionar y contraer los músculos. Son como las centrales eléctricas de las células.

Músculos

Órganos contráctiles que, al elongarse (relajación) y acortarse (contracción), hacen posible el movimiento del cuerpo y de los órganos. Todos los músculos contienen unas proteínas llamadas actina y miosina, y están envueltos por una capa de tejido conjuntivo. Los seres humanos tenemos 650 músculos aproximadamente (más de 50 de ellos en el rostro).

Músculos del core

Todos los músculos abdominales y los de la zona lumbar. Se encargan de mantener una postura erguida.

O

Outdoor

Término inglés que se emplea para designar a las actividades deportivas que se realizan al aire libre, como correr, montar en bicicleta, hacer trekking o nadar.

P

Pec deck

Nombre en inglés con el que se conoce a la máquina contractora de pectoral. Consta de un asiento con respaldo flanqueado por dos brazos o asideras con almohadillas en vertical que deben juntarse delante del pecho, para trabajar diversas partes del pectoral e indirectamente los deltoides.

Plan de entrenamiento

Programa sistemático para lograr unos objetivos de entrenamiento. Incluye la planificación del contenido, la intensidad y el número de sesiones, así como todos los métodos empleados.

Proteínas

Las moléculas de proteína, formadas a partir de aminoácidos, son esenciales para el crecimiento tanto de los músculos como de otras estructuras corporales.

Proteínas en polvo

Suplementos nutricionales elaborados a base de harinas de soja, guisante, trigo o patata. Actúan como fuente de proteínas.

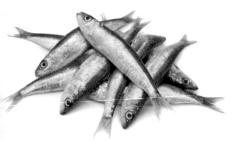

R

Recuperación

Designa el periodo durante el cual el cuerpo se regenera después de un esfuerzo. Por medio de la alimentación o del sueño, el tejido dañado se sustituye por células sanas.

Repetición

La ejecución de un ejercicio. Varias repeticiones seguidas forman una serie.

Reservas de grasa

Grasa sobrante que el cuerpo no ha utilizado para obtener energía. Se almacena en las células adiposas y puede movilizarse si es necesario. Es la última reserva de energía.

S

Serie

En el entrenamiento de fuerza, describe a un conjunto de repeticiones consecutivas de un mismo ejercicio. Una serie viene determinada por el número total de repeticiones.

Six-pack

Es el nombre que se da a los seis músculos del recto abdominal. Todos los hombres tienen un six-pack, solo que generalmente se oculta debajo de una capa de grasa.

Sobreentrenamiento

Ocurre cuando la carga de entrenamiento es excesiva y/o la recuperación es insuficiente. Entonces, el rendimiento va disminuyendo gradualmente.

Supercompensación

Designa un fenómeno en virtud del cual el cuerpo, durante la recuperación tras una actividad física, no solo recupera su capacidad sino que supera el nivel de partida.

T

Tonicidad

Generalmente los músculos no están ni totalmente contraídos ni totalmente relajados. Este estado se llama tonicidad, como ocurre al dormir.

V

Valor AF (coeficiente de actividad física)

Una medida de la actividad física que realiza una persona. Se utiliza para calcular, a partir de la tasa metabólica basal, el requerimiento calórico de una persona que tenga un determinado grado de actividad física.

Valor biológico

Una medida del contenido de aminoácidos esenciales en un alimento. Cuanto más alto es este valor, más fácilmente se transforman las proteínas alimentarias en proteínas endógenas. Para los huevos se ha fijado un valor de 100. También tienen valores altos la leche, los productos lácteos, la carne, el pescado, los cereales y las patatas.

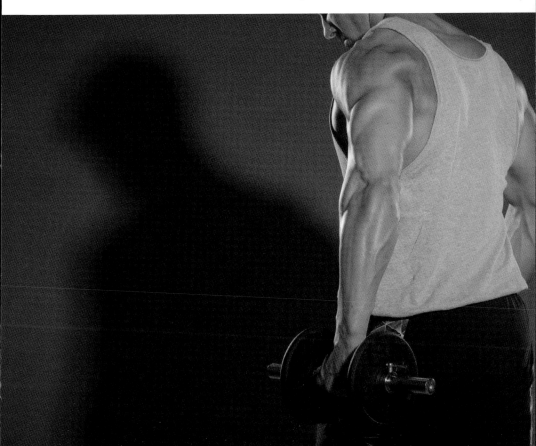

SIGUE TU PROGRESO

Ejercicios, pesos, medidas..., ¡toma nota de tus avances!

Tan importante como progresar es ser consciente de las mejoras que vas consiguiendo a lo largo de tu Reto MH. Utiliza estas páginas a modo de diario de entrenamiento para tomar nota de tus progresos. Recuerda que debes medirte y pesarte siempre en las mismas condiciones, así que reserva un lugar y un momento para hacerlo semanalmente. ¡No te llevará más de 10 minutos!

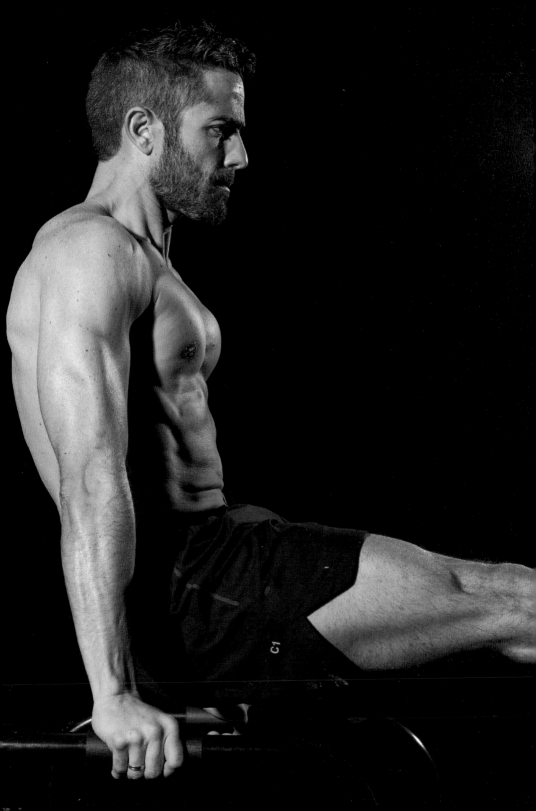

Semana 1

MI ENTRENAMIENTO

LUNES	MARTES	MIÉRCOLES	JUEVES
EJERCICIO/PESO/ SERIES/REPS.	EJERCICIO/PESO/ SERIES/REPS.	EJERCICIO/PESO/ SERIES/REPS.	EJERCICIO/PESO/ SERIES/REPS.

MIS SENSACIONES

VIERNES	SÁBADO	DOMINGO
EJERCICIO/PESO/ SERIES/REPS.	EJERCICIO/PESO/ SERIES/REPS.	EJERCICIO/PESO/ SERIES/REPS.

CONSEJO MH

¿Notaré algún cambio en la primera semana de entrenamiento y dieta?

Sí y no. Notarás que tu cuerpo comienza a adaptarse a tus nuevos hábitos, te sentirás más activo, tendrás más hambre, ganarás confianza y dormirás mejor por las noches. Pero eso no significa que tus músculos vayan a crecer de la noche a la mañana. Échale paciencia (y trabajo). Todo llegará.

MÍDETE

PESO	
% GRASA	
CINTURA	
BRAZO	
PECHO	
MUSLO	

Semana 2

MI ENTRENAMIENTO

LUNES	MARTES	MIÉRCOLES	JUEVES
EJERCICIO/PESO/ SERIES/REPS.	EJERCICIO/PESO/ SERIES/REPS.	EJERCICIO/PESO/ SERIES/REPS.	EJERCICIO/PESO/ SERIES/REPS.

MIS SENSACIONES

VIERNES	SÁBADO	DOMINGO
EJERCICIO/PESO/ SERIES/REPS.	EJERCICIO/PESO/ SERIES/REPS.	EJERCICIO/PESO/ SERIES/REPS.

CONSEJO MH

**¿Cómo debo
medirme
el pectoral?**

Coge una cinta
métrica flexible y
ponte de pie, con el
torso desnudo y la
espalda recta. Coloca
la cinta en torno al
pecho a la altura de
la parte más ancha,
por encima de los
pezones. Inspira el
máximo de aire que
puedas. Esa es la
medida correcta. Lo
ideal es que alguien
te ayude en esta
labor, para ser lo más
preciso posible.

MÍDETE

PESO	
% GRASA	
CINTURA	
BRAZO	
PECHO	
MUSLO	

Semana 3

MI ENTRENAMIENTO

LUNES	MARTES	MIÉRCOLES	JUEVES
EJERCICIO/PESO/ SERIES/REPS.	EJERCICIO/PESO/ SERIES/REPS.	EJERCICIO/PESO/ SERIES/REPS.	EJERCICIO/PESO/ SERIES/REPS.

MIS SENSACIONES

VIERNES	SÁBADO	DOMINGO
EJERCICIO/PESO/ SERIES/REPS.	EJERCICIO/PESO/ SERIES/REPS.	EJERCICIO/PESO/ SERIES/REPS.

CONSEJO MH

¿Cómo puedo evitar las agujetas?

La aparición de estos dolores debidos a pequeños desgarros en las fibras indica que tus músculos no estaban preparados para un esfuerzo así. Son habituales al comienzo, pero después de un tiempo deberían desaparecer. Si quieres prevenirlas, al hacer un ejercicio por primera vez, utiliza pesos bajos. ¿Demasiado tarde? Si ya las tienes, lo mejor es un masaje deportivo.

MÍDETE

PESO	
% GRASA	
CINTURA	
BRAZO	
PECHO	
MUSLO	

Semana 4

MI ENTRENAMIENTO

LUNES	MARTES	MIÉRCOLES	JUEVES
EJERCICIO/PESO/ SERIES/REPS.	EJERCICIO/PESO/ SERIES/REPS.	EJERCICIO/PESO/ SERIES/REPS.	EJERCICIO/PESO/ SERIES/REPS.

MIS SENSACIONES

VIERNES	SÁBADO	DOMINGO
EJERCICIO/PESO/ SERIES/REPS.	EJERCICIO/PESO/ SERIES/REPS.	EJERCICIO/PESO/ SERIES/REPS.

CONSEJO MH

¿Hay algo que pueda ayudarme a no abandonar la dieta?

Para multiplicar las posibilidades de éxito siguiendo tu plan de alimentación, concédete un día de caprichos de vez en cuando. Tómatelo como una recompensa por el trabajo bien hecho y como un respiro para coger fuerzas. Pero procura que no ocurra muy a menudo; con una vez a la semana o cada 15 días es suficiente.

MÍDETE

PESO	
% GRASA	
CINTURA	
BRAZO	
PECHO	
MUSLO	

Semana 5

MI ENTRENAMIENTO

LUNES	MARTES	MIÉRCOLES	JUEVES
EJERCICIO/PESO/ SERIES/REPS.	EJERCICIO/PESO/ SERIES/REPS.	EJERCICIO/PESO/ SERIES/REPS.	EJERCICIO/PESO/ SERIES/REPS.

MIS SENSACIONES

VIERNES	SÁBADO	DOMINGO
EJERCICIO/PESO/ SERIES/REPS.	EJERCICIO/PESO/ SERIES/REPS.	EJERCICIO/PESO/ SERIES/REPS.

CONSEJO MH

Para ganar músculo, ¿son mejores las máquinas guiadas o los pesos libres?

Los pesos libres. Las máquinas guiadas son muy útiles cuando eres nuevo en el gimnasio o cuando todavía no controlas la técnica de un determinado ejercicio, pero los pesos libres reclutan muchas más fibras musculares y, por tanto, te ayudan a ganar más volumen.

MÍDETE

PESO	
% GRASA	
CINTURA	
BRAZO	
PECHO	
MUSLO	

Semana 6

MI ENTRENAMIENTO

LUNES	MARTES	MIÉRCOLES	JUEVES
EJERCICIO/PESO/ SERIES/REPS.	EJERCICIO/PESO/ SERIES/REPS.	EJERCICIO/PESO/ SERIES/REPS.	EJERCICIO/PESO/ SERIES/REPS.

MIS SENSACIONES

VIERNES	SÁBADO	DOMINGO
EJERCICIO/PESO/ SERIES/REPS.	EJERCICIO/PESO/ SERIES/REPS.	EJERCICIO/PESO/ SERIES/REPS.

CONSEJO MH

¿Cuál es la mejor hora del día para entrenar?

Depende de cuál sea tu objetivo. Si lo que quieres es ganar masa muscular, lo mejor es entrenar a media tarde, aprovechando el pico de testosterona que se genera en ese momento. Si buscas perder peso, el horario no influye tanto en los resultados. ¡Y recuerda! Entrenar en ayunas no es una opción recomendable para todo el mundo.

MÍDETE

PESO	
% GRASA	
CINTURA	
BRAZO	
PECHO	
MUSLO	

Semana 7

MI ENTRENAMIENTO

LUNES	MARTES	MIÉRCOLES	JUEVES
EJERCICIO/PESO/ SERIES/REPS.	EJERCICIO/PESO/ SERIES/REPS.	EJERCICIO/PESO/ SERIES/REPS.	EJERCICIO/PESO/ SERIES/REPS.

MIS SENSACIONES

VIERNES	SÁBADO	DOMINGO
EJERCICIO/PESO/ SERIES/REPS.	EJERCICIO/PESO/ SERIES/REPS.	EJERCICIO/PESO/ SERIES/REPS.

CONSEJO MH

¿Cuánto debe durar el calentamiento?

Por lo general, no debería alargarse más allá de los 10-15 minutos. Lo ideal es dividirlo en calentamiento general (orientado a subir la temperatura del cuerpo) y específico (cuyo fin es preparar los músculos que luego vas a trabajar durante el entrenamiento). Un buen calentamiento puede aumentar hasta en un 7% tu rendimiento deportivo.

MÍDETE

PESO	
% GRASA	
CINTURA	
BRAZO	
PECHO	
MUSLO	

Semana 8

MI ENTRENAMIENTO

LUNES	MARTES	MIÉRCOLES	JUEVES
EJERCICIO/PESO/ SERIES/REPS.	EJERCICIO/PESO/ SERIES/REPS.	EJERCICIO/PESO/ SERIES/REPS.	EJERCICIO/PESO/ SERIES/REPS.

MIS SENSACIONES

VIERNES	SÁBADO	DOMINGO
EJERCICIO/PESO/ SERIES/REPS.	EJERCICIO/PESO/ SERIES/REPS.	EJERCICIO/PESO/ SERIES/REPS.

CONSEJO MH

El primer mes noté muchas mejoras, pero ahora me he estancado. ¿Qué puedo hacer?

Es normal que varíe el ritmo al que tu cuerpo se adapta a los cambios. Durante el segundo mes suele haber un pequeño bajón. Para evitar que eso te desmotive, introduce variantes: cambia el ángulo de ejecución, prueba las superseries o los ejercicios combinados, que aumentan la intensidad.

MÍDETE

PESO	
% GRASA	
CINTURA	
BRAZO	
PECHO	
MUSLO	

Semana 9

MI ENTRENAMIENTO

LUNES	MARTES	MIÉRCOLES	JUEVES
EJERCICIO/PESO/ SERIES/REPS.	EJERCICIO/PESO/ SERIES/REPS.	EJERCICIO/PESO/ SERIES/REPS.	EJERCICIO/PESO/ SERIES/REPS.

VIERNES	SÁBADO	DOMINGO
EJERCICIO/PESO/ SERIES/REPS.	EJERCICIO/PESO/ SERIES/REPS.	EJERCICIO/PESO/ SERIES/REPS.

CONSEJO MH

¿Es mejor entrenar mucho rato pocos días o entrenar muchos días poco rato?

El tiempo, o, mejor dicho, el compromiso de gestionar bien tu tiempo, es uno de los esfuerzos que debes hacer para llevar tu Reto MH a buen puerto. Si no dispones de mucho rato, lo mejor es que optes por entrenamientos cortos de alta intensidad, al menos, cuatro días a la semana.

MÍDETE

PESO	
% GRASA	
CINTURA	
BRAZO	
PECHO	
MUSLO	

Semana 10

MI ENTRENAMIENTO

LUNES	MARTES	MIÉRCOLES	JUEVES
EJERCICIO/PESO/ SERIES/REPS.	EJERCICIO/PESO/ SERIES/REPS.	EJERCICIO/PESO/ SERIES/REPS.	EJERCICIO/PESO/ SERIES/REPS.

MIS SENSACIONES

VIERNES	SÁBADO	DOMINGO
EJERCICIO/PESO/ SERIES/REPS.	EJERCICIO/PESO/ SERIES/REPS.	EJERCICIO/PESO/ SERIES/REPS.

CONSEJO MH

Ya ha pasado la mitad de mi Reto MH y no consigo lo que esperaba. ¿Qué hago?

Replantéate tus objetivos. Quizá en un primer momento te dejaste llevar por la euforia, no contabas con algunos imprevistos o incluso sobrevaloraste tus capacidades. Pero ¡no dejes que eso te mine la moral! Reajusta tus metas de una manera más acertada con un entrenador personal.

MÍDETE

PESO	
% GRASA	
CINTURA	
BRAZO	
PECHO	
MUSLO	

Semana 11

MI ENTRENAMIENTO

LUNES	MARTES	MIÉRCOLES	JUEVES
EJERCICIO/PESO/ SERIES/REPS.	EJERCICIO/PESO/ SERIES/REPS.	EJERCICIO/PESO/ SERIES/REPS.	EJERCICIO/PESO/ SERIES/REPS.

MIS SENSACIONES

VIERNES	SÁBADO	DOMINGO
EJERCICIO/PESO/ SERIES/REPS.	EJERCICIO/PESO/ SERIES/REPS.	EJERCICIO/PESO/ SERIES/REPS.

CONSEJO MH

He tenido un día horrible en el trabajo. ¿Me puedo saltar el entrenamiento?

No. Aunque a priori no te lo creas, un poco de ejercicio físico te ayudará a calmar el estrés. Para esas ocasiones, lo mejor es desconectar un mínimo de una hora practicando el deporte que más te guste. Sí: un partido de fútbol con los amigos o unos largos en la piscina a solas serán perfectos.

MÍDETE

PESO	
% GRASA	
CINTURA	
BRAZO	
PECHO	
MUSLO	

Semana 12

MI ENTRENAMIENTO

LUNES	MARTES	MIÉRCOLES	JUEVES
EJERCICIO/PESO/ SERIES/REPS.	EJERCICIO/PESO/ SERIES/REPS.	EJERCICIO/PESO/ SERIES/REPS.	EJERCICIO/PESO/ SERIES/REPS.

MIS SENSACIONES

VIERNES	SÁBADO	DOMINGO
EJERCICIO/PESO/ SERIES/REPS.	EJERCICIO/PESO/ SERIES/REPS.	EJERCICIO/PESO/ SERIES/REPS.

CONSEJO MH

¿Cuál es la mejor manera de mantener la motivación?

La falta de motivación suele estar estrechamente relacionada con la monotonía. Así que la solución al problema es introducir cambios constantemente: sal a entrenar al aire libre, proponle a tu pareja un viaje en el que hagáis deporte juntos, prueba un gimnasio nuevo, atrévete con deportes que nunca hayas practicado...

MÍDETE

PESO	
% GRASA	
CINTURA	
BRAZO	
PECHO	
MUSLO	

Semana 13

MI ENTRENAMIENTO

LUNES	MARTES	MIÉRCOLES	JUEVES
EJERCICIO/PESO/ SERIES/REPS.	EJERCICIO/PESO/ SERIES/REPS.	EJERCICIO/PESO/ SERIES/REPS.	EJERCICIO/PESO/ SERIES/REPS.

MIS SENSACIONES

VIERNES	SÁBADO	DOMINGO
EJERCICIO/PESO/ SERIES/REPS.	EJERCICIO/PESO/ SERIES/REPS.	EJERCICIO/PESO/ SERIES/REPS.

CONSEJO MH

Me aburren los abdominales de siempre. ¿Sugerencias?

¡Anímate a introducir variedad aquí también! Puedes empezar probando los abdominales tipo Pilates, que trabajan con intensidad toda la musculatura del core y en los que puedes emplear elementos como el fitball o el balón medicinal. Otra opción es colgarte de una barra de dominadas y elevar las piernas todo lo que puedas.

MÍDETE

PESO	
% GRASA	
CINTURA	
BRAZO	
PECHO	
MUSLO	

Semana 14

MI ENTRENAMIENTO

LUNES	MARTES	MIÉRCOLES	JUEVES
EJERCICIO/PESO/ SERIES/REPS.	EJERCICIO/PESO/ SERIES/REPS.	EJERCICIO/PESO/ SERIES/REPS.	EJERCICIO/PESO/ SERIES/REPS.

MIS SENSACIONES

VIERNES	SÁBADO	DOMINGO
EJERCICIO/PESO/ SERIES/REPS.	EJERCICIO/PESO/ SERIES/REPS.	EJERCICIO/PESO/ SERIES/REPS.

CONSEJO MH

Quiero apretar en las dos últimas semanas de entrenamiento. ¿Qué debo hacer?

Prueba a hacer la última serie con un peso muy alto, que apenas te permita hacer unas pocas repeticiones (siempre sin perder la técnica) o bien haz una pequeña pausa en el momento de más tensión de cada repetición. ¡Conseguirás llevar a tus músculos a la máxima potencia!

MÍDETE

PESO	
% GRASA	
CINTURA	
BRAZO	
PECHO	
MUSLO	

Semana 15

MI ENTRENAMIENTO

LUNES	MARTES	MIÉRCOLES	JUEVES
EJERCICIO/PESO/ SERIES/REPS.	EJERCICIO/PESO/ SERIES/REPS.	EJERCICIO/PESO/ SERIES/REPS.	EJERCICIO/PESO/ SERIES/REPS.

MIS SENSACIONES

VIERNES	SÁBADO	DOMINGO
EJERCICIO/PESO/ SERIES/REPS.	EJERCICIO/PESO/ SERIES/REPS.	EJERCICIO/PESO/ SERIES/REPS.

CONSEJO MH

Hay algunos grupos musculares, como las piernas, que me aburre entrenar. ¿Cómo puedo hacerlo más ameno?

Te sorprendería la cantidad de hombres a los que no les gusta entrenar las piernas. Para no saltarte la sesión, puedes hacerla más amena practicando ejercicios compuestos, como los *thrusters*. Prueba también los saltos al cajón. ¡Te quedarás con ganas de más!

MÍDETE

PESO	
% GRASA	
CINTURA	
BRAZO	
PECHO	
MUSLO	

Semana 16

MI ENTRENAMIENTO

LUNES	MARTES	MIÉRCOLES	JUEVES
EJERCICIO/PESO/ SERIES/REPS.	EJERCICIO/PESO/ SERIES/REPS.	EJERCICIO/PESO/ SERIES/REPS.	EJERCICIO/PESO/ SERIES/REPS.

MIS SENSACIONES

VIERNES	SÁBADO	DOMINGO
EJERCICIO/PESO/ SERIES/REPS.	EJERCICIO/PESO/ SERIES/REPS.	EJERCICIO/PESO/ SERIES/REPS.

CONSEJO MH

Lo que no haya conseguido en estos cuatro meses intensivos, ¿ya no lo conseguiré nunca?

Tranquilo. Es normal que, al terminar tu Reto MH, tengas ganas de seguir mejorando. De hecho, eso significa que has conseguido uno de los objetivos: cambiar el chip. ¡Esto es solo el principio! Ahora te toca seguir trabajando con igual o mayor nivel de exigencia. ¡Ya eres uno de los nuestros!

MÍDETE

PESO	
% GRASA	
CINTURA	
BRAZO	
PECHO	
MUSLO